Zentral-vegetative Regulationen und Syndrome

Herausgegeben von Roland Schiffter

Mit 56 Abbildungen und 6 Tabellen

Springer-Verlag
Berlin Heidelberg New York 1980

Professor Dr. Roland Schiffter
Kommissarischer Leiter der Neurologischen Klinik und
Poliklinik im Klinikum Steglitz der Freien Universität Berlin
Hindenburgdamm 30, 1000 Berlin 45 (FRG)

ISBN 3-540-09828-3 Springer-Verlag Berlin Heidelberg NewYork
ISBN 0-387-09828-3 Springer-Verlag NewYork Heidelberg Berlin

CIP-Kurztitelaufnahme der Deutschen Bibliothek. Zentral-vegetative Regulationen und Syndrome/hrsg. von Roland Schiffter. – Berlin, Heidelberg, New York: Springer, 1980.
ISBN 3-540-09828-3 (Berlin, Heidelberg, New York)
ISBN 0-387-09828-3 (New York, Heidelberg, Berlin)
NE: Schiffter, Roland (Hrsg.)

Druck- und Bindearbeiten: Beltz Offsetdruck, Hemsbach
2127/3140-5 4 3 2 1 0

Vorwort

Die Evolution hat den Menschen zu einem Hirnwesen gemacht. Fast alle
seine für die Existenz essentiellen Lebensvorgänge werden im Gehirn
reguliert. Es gibt hirnlose Wesen, die gesund und frisch dahinleben
und sich vermehren, der Mensch stirbt jedoch mit seinem Gehirn. Sein
Tod wird heute als Hirntod definiert.

Nicht nur Denken und Handeln, Bewegen und Fühlen, sondern auch die vi-
talen "vegetativen" Funktionen wie Atmung, Kreislauf, Thermoregulation
(Schweißsekretion), Schlafzyklik, Elektrolythaushalt usw. werden vom
Gehirn gesteuert und sind ohne Gehirn nicht suffizient aufrechtzuer-
halten.

Aufgabe unseres kleinen Symposiums-Bandes soll es sein, durch beispiel-
hafte Einzeldarstellungen und Übersichten auf diesen oft zu wenig be-
dachten Umstand hinzuweisen. Dabei sind alle Richtungen medizinischer
Forschung und Praxis gemeint. Er soll die Forschung auf dem Gebiet des
sogenannten vegetativen Nervensystems stimulieren, Denkanstöße und An-
regungen geben und vor allem theoretisch-experimentelle und klinische
Forschung zusammenführen helfen. Vor allem die forschenden und nach-
denkenden Kliniker von der Inneren Medizin, der Anästhesie, der Neurologie und Neurochirurgie, der Psychiatrie und Psychosomatik, aber auch
aller anderen Fachgebiete hoffen wir damit auf den "zentralen" Inte-
grationsort allen menschlichen Seins und Krankseins hinweisen zu können.

Der Schwerpunkt der Aufsätze liegt auf der zentral-nervösen Kreislaufregulation, einem für Physiologen, Internisten, Anästhesisten, aber
auch Neurologen, Neurochirurgen und Psychosomatikern gleichermaßen
wichtigen Thema.

Zunächst werden grundsätzliche terminologische und definitorische Probleme diskutiert; es folgt eine kurze Übersicht über die Anatomie zentral-vegetativer Strukturen.

Nach der Darstellung neuerer neuroanatomischer Forschungsergebnisse
über den Karotissinus und die vegetative Innervation der Hirngefäße
folgen die Vorträge über die zentrale (zerebrale) Atem- und Kreislaufregulation sowie die extrarenale (zerebrale?) Regulation des Natrium-
Haushalts. Eine Übersicht über die biochemischen Vorgänge bei zentral-
vegetativen Erregungen und Erkrankungen schließt sich an, wobei vor
allem auf die Bedeutung des zyklischen AMP hingewiesen wird.

Zwei Aufsätze über klinische Forschungsergebnisse zur Schlafzyklik im
Koma und zur zentralen Regulation der Schweißsekretion bilden den Ab-
schluß. Neuroendokrine Probleme werden wie viele andere, die zum Thema
passen würden, nicht dargestellt.

Die Themen scheinen nur auf den ersten Blick inkohärent. Die alle
verbindende Struktur ist das Gehirn, das neben seinen hochdifferen-
zierten und unübersehbar vielfältigen Leistungen auch diese basalen
Funktionen regelt und bei Erkrankung insuffizient werden läßt.

Dezember 1979   Roland Schiffter

Inhaltsverzeichnis

Referentenverzeichnis

O. Appenzeller
Department of Neurology, University of New Mexico, Albuquerque,
New Mexico (USA)

J. Cervós-Navarro
Institut für Neuropathologie, Klinikum Steglitz der Freien Universität, Berlin

R. Eisele
Abteilung für Chirurgie, Schloßpark-Klinik, Berlin

G. Freund
Abteilung für klinische Neurophysiologie, Klinikum Charlottenburg
der Freien Universität, Berlin

D. Ganten
Pharmakologisches Institut der Universität, Heidelberg

H.-G. Hartwig
Zentrum für Anatomie und Cytobiologie, Justus-Liebig-Universität,
Gießen

G. Kaczmarczyk
Institut für Anaesthesiologie, Klinikum Charlottenburg der Freien
Universität, Berlin

E.-W. Kienecker
Anatomisches Institut der Universität, Münster

H. Knoche
Anatomisches Institut der Universität, Münster

B. Krienke
Institut für Physiologie, Freie Universität, Berlin

S. Kubicki
Abteilung für klinische Neurophysiologie, Klinikum Charlottenburg
der Freien Universität, Berlin

M. Lambertz
Institut für Physiologie, Freie Universität, Berlin

F. Lamprecht
Abteilung für Neurophysiologie, Klinikum Charlottenburg der Freien
Universität, Berlin

P. Langhorst
Institut für Physiologie, Freie Universität, Berlin

R. Mohnhaupt
Institut für Anaesthesiologie, Klinikum Charlottenburg der Freien
Universität, Berlin

H.-W. Reinhardt
Institut für Anaesthesiologie, Klinikum Charlottenburg der Freien
Universität, Berlin

R. Schiffter
Abteilung für Neurologie, Klinikum Steglitz der Freien Universität,
Berlin

B. Schimmrich
Institut für Anaesthesiologie, Klinikum Charlottenburg der Freien
Universität, Berlin

K.-H. Schlör
I. Physiologisches Institut der Universität, Heidelberg

G. Schulz
Institut für Physiologie, Freie Universität, Berlin

G. Speck
Pharmakologisches Institut der Universität, Heidelberg

O. Stochdorph
Institut für Neuropathologie, München

G. Stock
I. Physiologisches Institut der Universität, Heidelberg

T. Unger
Pharmakologisches Institut der Universität, Heidelberg

S. Wegener
Institut für Anaesthesiologie, Klinikum Charlottenburg der Freien
Universität, Berlin

Das sogenannte vegetative Nervensystem als anatomischer Begriff

O. Stochdorph

Institut für Neuropathologie, Universität München, Thalkirchner Straße 36, D-8000 München 2

Die Aufteilung der *Funktionen* des Organismus in einen animalen und
einen vegetativen Bereich ist noch heute recht handlich. Es besteht
auch kein Zweifel darüber, daß bei beiden Funktionsbereichen das Nervensystem maßgeblich an der integrativen Zusammenfassung beteiligt
ist, auch wenn im Bereich der vegetativen Funktionen die Integration
teilweise auch auf hormonalem und humoralem Weg erzielt wird. Es ist
ebensowenig zweifelhaft, daß von den Effektoren her, über die die Regulation oder Steuerung sich vollzieht, im Gesamtnervensystem enger
und weniger eng vorgeschaltete Bestandteile definiert werden können.
Man käme aber in gefährliche Nähe zu dem alten Streit zwischen den
Anhängern der strikten Zentrenlehre und ihren Gegnern, wenn man bei
weniger eng vorgeschalteten Bestandteilen des Nervensystems eine so
exakte Abgrenzbarkeit unterstellen wollte, wie bei den eng vorgeschalteten. So wenig wie wir aus dem Gesamtnervensystem uns ein animal-
motorisches Teilsystem säuberlich herausgelöst denken können, so wenig
können wir auch von einem vegetativen Nervensystem in dem Sinne sprechen, daß die Mitwirkung bei der Regelung und Steuerung vegetativer
Funktionen eine notwendige und hinreichende, alle anderen Teile aus-
schließende Definition für bestimmte Teile des Gesamtnervensystems
ergäbe.

Trotzdem spielt in unserem Sprachgebrauch das *sogenannte vegetative
Nervensystem* eine große Rolle. Lehrbücher der Anatomie und auch der
Physiologie belehren uns, daß dieses Nervensystem ein Bestandteil des
peripheren Nervensystems sei, und stoßen uns damit auf die Frage seiner definitorischen Abgrenzung. In dieser Hinsicht beschert uns der
allgemeine und auch der in Lernzielkatalogen kanonisierte Sprachgebrauch arge Schwierigkeiten.

Schon für den zentralen Anteil unseres Nervensystems fehlt uns ein
Wort. Er muß - durch Dekapitation zerteilt - immer aus Gehirn und Rük-
kenmark umständlich zusammengesetzt werden. Aber auch der Gegensatz
zwischen zentral und peripher ist mit der histologischen Wirklichkeit
nicht vereinbar. Fast scheint es, als hielten Anatomen und Physiologen
noch an der alten Meinung fest, eine Nervenzelle sei nur ein Zytoplas-
maklumpen rund um einen Kern und stehe über eine andere Struktur, nämlich eine Nervenfaser, mit anderen Nervenzellen in Verbindung - so,
als gelte immer noch die bis in die zwanziger Jahre vertretene Meinung
von der plurizellulären Entstehung einer Nervenfaser aus der Verschmel-
zung kettenartig aufeinander folgender Nervenfaserzellen. In Wirklichkeit ist nach der heutigen Erkenntnis der präsynaptische Anteil einer
Muskelendplatte selbst weit am Ende der Extremitäten ebensogut ein Bestandteil einer Nervenzelle des Rückenmarks wie einer ihrer Dendriten.

Geht man von den *Neuronen* in ihrer realen einzigartigen und biomecha-
nisch eigentlich unwahrscheinlichen Form aus, vermeidet man es, sie
durch die Terminologie zu zerstückeln, und nimmt man ihre ontogeneti-

sche Matrixzuordnung hinzu, so ergibt sich eine Aufteilung des Gesamt-
bestandes an Nervenzellen, über die unser Organismus verfügt, auf vier
Neuronenpopulationen:

1. Eine Neuronenpopulation, die den neuronalen Raum von *Gehirn und
   Rückenmark* (mit Ausnahme von dessen Hintersträngen) einnimmt und
   dazu die Achsenzylinderkomponente aller Nervenfasern liefert, die
   zu Muskelzellen mit Endplatten ziehen. Sie entsteht aus der Neuralplatte.

2. Eine Neuronenpopulation, deren Perikaryen in den *Spinalganglien* und
   den ihnen homologen Kopfganglien liegen, deren Neuriten die Hinter-
   stränge des Rückenmarks erfüllen und deren Dendriten sich fast im
   ganzen Körper verzweigen. Sie entsteht aus der Neuralleiste.

3. Eine Neuronenpopulation, die die Innervierung von endplattenfreien,
   glatten oder quer gestreiften Muskelzellen, von Drüsenzellen und
   von Fettzellen besorgt. Ihre Perikaryen liegen ebenfalls in Ganglien.
   Sie entsteht ebenfalls aus der Neuralleiste.

4. Eine Neuronenpopulation, die in der *Riechschleimhaut* sitzt und ihre
   Neuriten in den Riechfäden zum Bulbus olfactorius des Großhirns
   schickt. Sie entwickelt sich aus der Riechplakode - unabhängig von
   Neuralplatte und Neuralleiste.

Die als 3. aufgeführte Neuronenpopulation wird nun in der deutschen
Literatur als vegetatives Nervensystem bezeichnet, in der angloameri-
kanischen meist als autonomic nervous system. Die Bezeichnung als vegetatives Nervensystem ist eine Übertragung über mehrere Stufen:

1. Die vegetativen Funktionen des Organismus werden zwar nicht ausschließlich, aber hauptsächlich von den Organen bewältigt, die man
   seit der Zeit des Urjägers als Eingeweide bezeichnet, weil man sie
   als abgegrenzte Gebilde aus den Körperhöhlen entnehmen kann.

2. Die sogenannten Eingeweide sind fast ausschließlich mit endplatten-
   freier Muskulatur ausgestattet; nur an den beiden Enden des Verdau-
   ungstraktes ist endplattenhaltige Muskulatur eingebaut.

3. Die endplattenfreie Muskulatur der Eingeweide, der Haut usw. wird,
   soweit sie einer Innervation unterliegt, nur von Nervenzellen der
   3. Art bedient.

Die Ganglien, die die Perikaryen des 3. Typs der Nervenzellen unseres
Organismus beherbergen, weisen eine kennzeichnende histologische Struktur auf, die schon von CAJAL (<u>1</u>), später von seinem Schüler DE CASTRO
(<u>2</u>) eingehend beschrieben worden ist, nämlich Neuropileme, deren Tex-
tur der des Neuropils im Zentralorgan analog ist und sich aus der filz-
artigen Verflechtung von Dendriten und Neuriten ergibt. Die Rolle der
Dendriten und die Frage dendro-dendritischer Synapsen gewinnt in letzter Zeit zunehmend an Interesse. Dies macht wohl eine Abkehr von der
konventionellen Schematisierung einer Nervenzelle als Kreis mit einem
am Ende aufgestapelten Fortsatz notwendig, nicht nur im ZNS, sondern
auch beim Versuch, die neuronalen Wechselbeziehungen im Bereich der
sog. vegetativen Ganglien zu ergründen. Jedenfalls kann man z.B. einen
im Bereich einer sog. vegetativen Nervenzelle endigenden Nervenzell-
fortsatz nicht von vornherein als innervierenden Neuriten deuten.

Kurz sei noch auf einen Begriff eingegangen, der lange Zeit hindurch
die Begriffsbildung erschwert hat, nämlich auf das vegetative *Terminal-
retikulum* von STÖHR (<u>3</u>). Inkrustierung mit Silberkeimen macht im Inneren von Nervenzelleibern Bündel zusammengeklebter Neurofilamente und
Neurotubuli sichtbar, die Neurofibrillen der Lichtmikroskopie. Die
feinsten Axone pluriaxonaler Remak'scher Fasern, in denen auch die
Fortsätze der sog. vegetativen Ganglienzellen untergebracht sind,

lassen sich ebenfalls mit Silber inkrustieren und liegen ebenso an
der Grenze der lichtoptischen Auflösung wie die sog. Neurofibrillen.
STÖHR (4) und seine Schüler setzten diese feinsten Axone, die sog.
Neurofibrillen und mitimprägnierte Strukturen fädiger Art miteinander gleich und kamen so zur Konzeption einer den ganzen Körper durch-
dringenden vegetativen Innervation. Nach unserem heutigen Verständnis
sind allenfalls die dendritischen Fortsätze von Spinalganglienzellen
fast im ganzen Körper zu finden, nicht dagegen die Neuriten von sog.
vegetativen Ganglienzellen.

Nun zur Nutzanwendung:

1. Nachdem der 3. Typ der Nervenzellen weder primär etwas mit dem Bereich der vegetativen Funktionen zu tun hat noch autonom funktioniert, wäre es am besten, ihn z.B. als die Nervenzellen des *efferenten Gangliensystems* zu benennen in Antithese zu den Nervenzellen
   des afferenten Gangliensystems der Spinalganglien und der homologen
   Kopfganglien.

2. In dieser Nervenzellpopulation kommen wie in der Nervenzellpopulation des Zentralorgans *verschiedenartige Überträgersubstanzen* vor.
   Man sollte Aussagen über Überträgersubstanzen sprachlich von Aussagen über anatomische Gebilde unterscheiden und nicht von sympathisch sprechen, wenn man adrenerg meint.

3. Man sollte die *anatomische Untergliederung* des efferenten Gangliensystems in paravertebrale (= Grenzstrang, Truncus sympathicus),
   prävertebrale und intramurale Ganglien beachten und nicht von
   sympathisch sprechen, wenn man die Innervation z.B. der großen
   Eingeweidegefäße meint, für die nicht die Grenzstränge oder Trunci
   sympathici, sondern die prävertebralen Ganglienmassen zuständig
   sind.

4. Die Nervenzellen des Rückenmarks, die die Nervenzellen des efferenten Gangliensystems innervieren, sind anatomisch ebenso Bestandteile des Zentralorgans wie die, welche Endplattenmuskulatur innervieren. Solange das efferente Gangliensystem noch als vegetatives
   Nervensystem bezeichnet wird, gehören *Kerngruppen des ZNS* in anatomischer Hinsicht *nicht* dazu.

5. Das *Hypothalamus-Hypophysen-System* wirkt ebenfalls auf die vegetativen Funktionen des Organismus ein. Es hat jedoch in anatomischer
   Hinsicht keinerleit Beziehung zum vegetativen Nervensystem, wenn
   man darunter das efferente Gangliensystem versteht; insbesondere
   ist es diesem *nicht* innervierend vorgeschaltet.

6. Als Bestandteil des Nervensystems führt das efferente Gangliensystem
   kein Eigenleben. Man sollte Abstand davon nehmen, dieses Gangliensystem als kausalen Faktor für Störungen in vegetativen Aspekten
   der Betriebszustände des Organismus hinzustellen.

Literatur

1 CAJAL SR (1906) Las células del gran simpático del hombre adulto.
  Trab Lab Invest Jol 4: 79-104

2 DE CASTRO F (1932) Sympathetic ganglia, normal and pathological.
  In: PENFIELD W (ed) Cytology and cellular pathology of the nervous
  system, vol I. Paul B. Huber Inc, New York, pp 319-379

3 STÖHR Ph Jr (1951) Lehrbuch der Histologie und der mikroskopischen
  Anatomie des Menschen. Springer, Berlin Heidelberg New York

4 STÖHR Ph Jr (1952) Zusammenfassende Ergebnisse über die mikroskopische Innervation des Magen-Darmkanals. Ergebnisse der Anatomie und
  Entwicklungsgeschichte 34: 250-401

Prosencephale und rhombomesencephale Zentren des autonomen Nervensystems[1]

H.-G. Hartwig

Zentrum für Anatomie und Cytobiologie, Justus Liebig-Universität Gießen, Aulaweg 123, D-6300 Gießen

Im folgenden kurzen Überblick werden ausgewählte morphologische Aspekte (1) des Bauplans, (2) der Lokalisation und Verknüpfung, (3) der
Amine bildenden Abschnitte, (4) der sekretorischen, d.h. Peptidhormon
bildenden Komponenten und (5) der zirkumventrikulären Bausteine autonomer Zentren im Prosencephalon und im Rhombomesencephalon zusammen-
fassend dargestellt (zu 1 und 2 vgl. Tabelle 1 und Abb. 1).

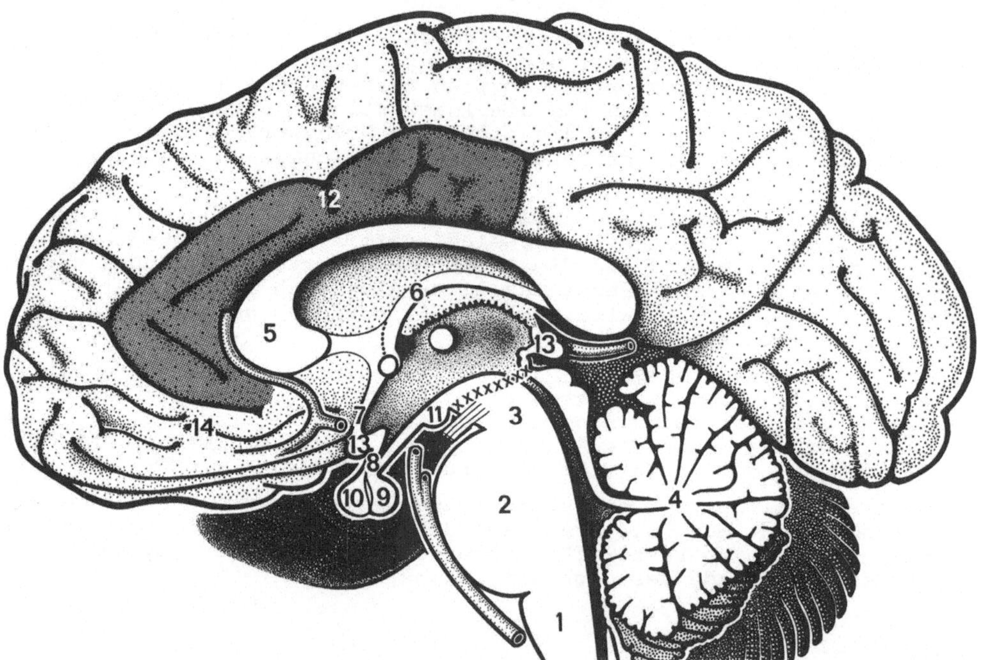

Abb. 1. Medianer Sagittalschnitt durch ein menschliches Gehirn (Zeich-
nung nach einem Originalpräparat, D. VAIHINGER). *1* Medulla oblongata,
2 Pons, *3* Mesencephalon, *4* Cerebellum, *5* Corpus callosum, *6* Fornix,
7 Lamina terminalis, *8* Eminentia mediana, *9* Neurohypophyse, *10* Adeno-
hypophyse, *11* Corpus mammillare, *12* Gyrus cinguli, *13* Corpus pineale,
14 Chiasma opticum. xxxx Grenze zwischen Rhombomesencephalon und Prosencephalon

---

1 Mit Unterstützung der Deutschen Forschungsgemeinschaft, Ha 726/5.

Tabelle 1. Zusammenfassende Darstellung zur Embryonalentwicklung und Lokalisation autonomer Zentren im Zentralnervensystem (Einzelheiten im Text)

Rückenmark	Rhombo-Mesencephalon	Prosencephalon
	Chorda dorsalis	"Kopforganisator"
longitudinale Zellsäulen		*periventrikuläre Schalen*
Segmentale Gliederung, zugeordnet der Rumpfwand	branchiomere Gliederung, zugeordnet dem Kiemendarm	???????????????????
Autonome Zentren:	Autonome Zentren:	Autonome Zentren:
Seitensäulen	*Formatio reticularis im Tegmentum* ⟵	a) *Diencephalon*
		1 Hypothalamus 2 Epithalamus (Ganglion habenulae, Epiphysis cerebri) 3 Beteiligung von Thalamus und Subthalamus
	medial: phylogenetisch alt, überwiegend großzellig und efferent	
		Limbisches System
	lateral: phylogenetisch jung, überwiegend kleinzellig und integrativ	Corpus mammilare ⟵ Hippocampus Nucl. thal. ant. ⟶ Gyrus cinguli
	phylogenetisch junge Anteile:	b) *Telencephalon*
	Cerebellum, Tectum	autonome Rindenfelder

In der frühembryonalen Entwicklung induziert die Chorda dorsalis die
Bildung des Neuralrohres. Am kranialen Pol des Neuralrohres entstehen
das Rhombomesencephalon-Bläschen (Grundlage für die Bildung von Medulla oblongata, Cerebellum, Pons und Mesencephalon) und das Prosence-
phalon-Bläschen (Ausgangsmaterial für Diencephalon und Telencephalon).
Das kraniale Ende der Chorda dorsalis markiert die Grenze zwischen
Prosencephalon und Rhombomesencephalon. Von der Chorda dorsalis induzierte Abschnitte des Zentralnervensystems enthalten als chrakteri-
stisches Merkmal ihres Bauplans longitudinale Zellsäulen, die sekun-
där in segmentale (Medulla spinalis), von der metameren Gliederung
des Rumpfes abhängende, bzw. in branchiomere (Rhombomesencephalon),
vom Kiemendarm induzierte Untereinheiten gegliedert sind. Im Prosencephalon überwiegt eine aus einer periventrikulären Matrixzone her-
vorgehende schalenartige Gliederung (12).

Autonome Zentren lassen sich im Rhombomesencephalon den Kiemenbogen-
nerven und der Formatio reticularis zuordnen (Formatio reticularis =
Netzwerk eng verknüpfter Neuronenketten im Tegmentum). Im allgemeinen
liegen phylogenetisch alte, großzellige und efferente autonome Zentren
medial, während phylogenetisch jüngere, kleinzellige und integrative
Komponenten autonomer Zentren laterale Positionen innerhalb der Formatio reticularis einnehmen (6). Mit den klassischen Verfahren der
Neurohistologie lassen sich Untereinheiten der Formatio reticularis,
die im Dienste autonomer Funktionen stehen, nicht sicher von solchen
unterscheiden, die sich an der Steuerung willkürlicher Funktionen
(z.B. Motorik) beteiligen. In jüngerer Zeit sind die Projektionen
Amin bildender Neuronenverbände innerhalb der Formatio reticularis
mit Hilfe der histochemisch induzierten Aminfluoreszenz auch beim
Menschen genauer analysiert worden (auf- und absteigende Projektionen
der Noradrenalin-Neurone im Locus coeruleus und der Serotonin-Neurone
in der Raphe-Region (7)). Amine bildende Neurone der Formatio reticularis senden ihre Axone zu autonomen Zentren im Prosencephalon. Her-
vorzuheben ist die große Zahl von Noradrenalin-Terminalformationen in
phylogenetisch alten, durch eine hohe Dichte sekretorisch aktiver
Neurone gekennzeichneten, periventrikulären Abschnitten des Hypothalamus (4). Eine besondere Stellung nimmt in diesem Zusammenhang
der Nucleus suprachiasmaticus ein. Dieses Kerngebiet zeichnet sich
durch eine dichte Innervation durch Serotonin enthaltende Terminalformationen aus den Raphe-Kernen aus. Der Nucleus suprachiasmaticus
ist darüber hinaus das einzige Kerngebiet im Hypothalamus, das direkte Afferenzen aus der Netzhaut des Auges erhält (1,4). Bei den Labor-
nagern bildet der Nucleus suprachiasmaticus als zentrales Glied der
photoneuroendokrinen Systeme eine entscheidende Komponente der "Biologischen Uhr" (4).

Im Hypothalamus bilden gewöhnliche, sekretorisch aktive und Amine bildende Neuronenverbände komplexe Muster. Grundsätzlich lassen sich großzellige, Gomori-positive neurosekretorische Zellgruppierungen (Nucleus
supraopticus, Nucleus paraventricularis), deren Axone hauptsächlich
zur Neurohypophyse ziehen, von kleinzelligen sekretorischen Zellver-
bänden unterscheiden, deren Neuriten vorwiegend an der neurohämalen
Kontaktfläche in der Zona externa der Eminentia mediana enden und die
mit ihren Neurohormonen (Liberine, Statine) die sekretorische Aktivität des Hypophysenvorderlappens regulieren. Im Hypothalamus, dem über-
geordneten Zentrum für die Steuerung endokriner Funktionen (16) muß
bei Säugetieren eine hypophysiotrope kaudale Zone, die für die tonische
Stimulation bzw. Hemmung der Ausschüttung von Hypophysenvorderlappen-
hormonen zuständig ist, von einer rostral gelegenen Zone unterschieden
werden, die die tonische Aktivität der hypophysiotropen Zone mit pha-
sischen Impulsen überlagert (5). Innerhalb der kleinzelligen Kerngebiete bilden traubenartige Zellverbände möglicherweise funktionelle
und morphologische Untereinheiten (8). Mit modernen immunzytochemischen

Verfahren können auch beim Menschen Peptidhormone in bestimmten Nervenzellen lokalisiert werden (2,9). Zunehmende Beachtung finden mit Hilfe moderner neurobiologischer Verfahren (Immunzytochemie, axonaler Transport) nachgewiesene extrahypothalamische Projektionen sekretorisch aktiver Neurone (zum limbischen System, zum Rhombomesencephalon und zur Medulla spinalis (11,16)) und das Verteilungsmuster von Neuronen, die spezifisch (rezeptorartig) Steroidhormone binden (3,14). Das limbische System, das ebenfalls extrahypothalamische Projektionen Peptidhormon bildender Neurone enthält sowie Steroidhormone bindende Nervenzellen besitzt, stellt eine funktionelle Verknüpfung von Kerngebieten des Hypothalamus mit phylogenetisch alten Rindenbezirken des Telencephalon dar. Es ist über die Corpora mammillaria doppelläufig mit der Formatio reticularis des Rhombomesencephalon verbunden (Tabelle 1). Das limbische System gilt als übergeordnetes "viszerales und emotionales Gehirn" und bildet die Grundlage für die Verknüpfung autonomer Funktionen mit willkürlichen und emotional beeinflußten Reaktionen (10). Im limbischen System verliert sich die auf tieferen Ebenen des Zentralnervensystems morphologisch nachweisbare Trennung zwischen sogenannten autonomen und willkürlichen Zentren vollständig.

Neben den bisher erwähnten autonomen Zentren im Prosencephalon und im Rhombomesencephalon beteiligen sich spezialisierte, in der Medianlinie des Ventrikelsystems gelegene Bezirke, die zirkumventrikulären Organe (BARGMANN und HOFER) an der Steuerung autonomer Funktionen (13). Beim Menschen sind folgende, z.T. bereits erwähnte, zirkumventrikuläre Organe gute ausgebildet: Organum vasculosum laminae terminalis, Eminentia mediana und Neurohypophyse als neurohämale Kontaktflächen zwischen Peptidhormon enthaltenden Terminalformationen und dem Blutgefäßsystem, das Subfornikalorgan (Wasser- und Elektrolythaushalt) und die Area postrema (Brechreflex). Das bei vielen Säugetieren prominente Subkommissuralorgan dagegen bildet sich beim Menschen nach der Geburt zurück. Eine besondere Bedeutung als Modulator rhythmischer endokriner Funktionen besitzt die Epiphysis cerebri, die im Gegensatz zu früheren Anschauungen auch beim alten Menschen noch funktionstüchtiges Gewebe enthält.

Literatur

1 CONRAD CD, STUMPF WE (1975) Endocrine-optic pathways to the hypothalamus. In: WE STUMPF, LD GRANT (eds) Anatomical Neuroendocrinology. Karger, Basel, pp 15-29

2 DIERICKX K, VANDESANDE F (1977) Immunocytochemical localization of the vasopressinergic and the oxytocinergic neurons in the human hypothalamus. Cell Tiss Res 184: 15-27

3 GRANT LD, STUMPF WE (1975) Hormone uptake sites in relation to CNS biogenic amine systems. In: WE STUMPF, LD GRANT (eds) Anatomical Neuroendocrinology. Karger, Basel, pp 445-463

4 HARTWIG HG (1975) Neurobiologische Studien an photoneuroendokrinen Systemen. Habilitationsschrift am Bereich Humanmedizin der Justus Liebig-Universität Gießen, Gießen

5 KAWAKAMI M (ed) (1974) Biological rhythms in endocrine activity. Igaku Shoin Ltd, Tokyo

6 MONNIER M (ed) (1968) Functions of the nervous system. vol. I. Elsevier, Amsterdam London New York

7 NOBIN A, BJÖRKLUND A (1973) Topography of the monoamine neuron systems in the human brain as revealed in fetuses. A Physiol Scand Suppl 388: 1-40

8 OKSCHE A (1978) Evolution, differentiation and organization of hypothalamic systems controlling reproduction. Neurobiological concepts. In: DE SCOTT (ed) Brain-Endocrine Interaction III. Neural Hormones and Reproduction Karger, Basel, pp 1-15

9 PAULIN C, DUBOIS PM, CZERNICHOW P, DUBOIS MP (1978) Immunocytochemical evidence for oxytocin neurons in the human fetal hypothalamus. Cell Ciss Res 188: 259-264

10 ROSS ADEY N, TOKIZANE T (eds) (1967) Structure and function of the limbic system. Progr Brain Res 27: 1-489

11 SAPER CB, LOEWY AD, SWANSON LW, COWAN WM (1976) Direct hypothalamo-autonomic connection. Brain Res 117: 305-312

12 STARCK D (Hrsg) (1965) Embryologie, 2. Aufl. Thieme, Stuttgart

13 STERBA G, BARGMANN W (Hrsg) (1977) Leopoldina-Symposium "Circumventriculäre Organe" Abh. Deutsch. Akad. Naturforsch. Leopoldina Suppl. 9. Deutsche Akad. Naturforsch. Leopoldina, Halle

14 STUMPF WE (1970) Estrogen-neurons and estrogen-neuron systems in the periventricular brain. Am J Anat 129: 207-218

15 SWAAB DF SCHADÉ, JP (eds) (1974) Integrative hypothalamic activity. Progr Brain Res 41: 1-516

16 SWANSON LW (1977) Immunohistochemical evidence for a neurophysin-containing autonomic pathway araising in the paraventricular nucleus of the hypothalamus. Brain Res 128: 346-353

Die Pressorezeptoren des Karotissinus[1]

H. Knoche und E.-W. Kienecker

Anatomisches Institut der Universität Münster, Vesaliusweg 2/4, D-4400 Münster (Westf.)

DE CASTRO (1) und SUNDER-PLASSMANN (7) konnten durch Anwendung von
Silbermethoden spezifisch gebaute Nervenendigungen in der Sinuswan-
dung der A. carotis interna nachweisen, die SUNDER-PLASSMANN in ihrer
Gesamtheit als "neurovegetative Rezeptorenfelder" bezeichnet. Mit diesen Befunden ergab sich eine Übereinstimmung mit den Resultaten von
HERING (3), der durch Reizung des Sinus caroticus reflektorisch eine
Bradykardie, arterielle Hypotonie und eine Verminderung der Atemfre-
quenz hervorrufen konnte. Die Änderung der Gefäßwandspannung ist nach
den Untersuchungen von HAUSS, KREUZIGER und ASTEROTH (6) der adäquate
Reiz für die Presso-(Baro-)Rezeptoren des Sinusnerven vom N. glossopharyngeus.

Von den in der Adventitia der A. carotis interna befindlichen dichten
Nervenbündeln begeben sich dünnere Nervenstränge mit markhaltigen und
marklosen Nervenfasern zur Media-Adventitia-Grenze, zweigen sich hier
auf und verlieren zum größten Teil ihre Markscheide. Nach baumartiger
Verästelung lassen die Nervenfasern typische Strukturen entstehen,
die in Form von ring- oder ösenartigen Gebilden und als kompakte oder
fibrilläre Kolben unterschiedlicher Größe im Verlauf und am Ende mark-
loser Nervenfasern vorliegen. In den präterminalen Strecken werden die
Nervenfasern von länglichen Schwann' Kernen begleitet, während die
Kerne im Terminalbereich mehr eine rundlich-ovale Gestalt annehmen
(Abb. 1).

Nach elektronenmikroskopischen Befunden zeigen sich in der Adventitia
der A. carotis interna von Schwann' Zellen umwickelte, markhaltige
Axone unterschiedlicher Dicke, die in der Media-Adventitia-Grenze des
Sinus caroticus als marklose Axone in die Oberfläche der bekannten
strukturarmen Schwann' Zellen invaginiert sind. Es handelt sich um
die Dendriten der pseudounipolaren Nervenzellen des Ggl. petrosum des
N. glossopharyngeus, die als dendritische Nervenfasern bezeichnet werden können. Die meisten Autoren sprechen in diesem Fall jedoch auch
von Axonen bzw. Axonendigungen.

Größe und Lage der Rezeptoren. Der Endbereich der Axone (auch als
Dendriten der pseudo-unipolaren Nervenzellen des Ggl. petrosum bezeichnet) ist durch rundliche oder längliche Anschwellungen im Verlauf und am Ende der Axone gekennzeichnet, die sich dort in die Oberfläche sehr strukturreicher, offensichtlich modifizierter Schwann'
Zellen (Terminalzellen, s. S. 12) eingesenkt haben. An der Media-
Adentitia-Grenze der A. carotis interna (Sinusbereich) breiten sich
zwei unterschiedlich große Formen der rezeptorischen Endigungen aus:
1. Kleine Anschwellungen im Verlauf und am Ende der Axone (Ø 600 -
2000 nm) mit zahlreichen Mitochondrien werden auch interkaläre oder
terminale Rezeptorsegmente genannt. 2. Große, ebenfalls mitochondrienreiche interkaläre oder terminale Rezeptorsegmente (Ø 5000-8000 nm)

1 Mit Unterstützung durch die Deutsche Forschungsgemeinschaft, Kn 32/16.

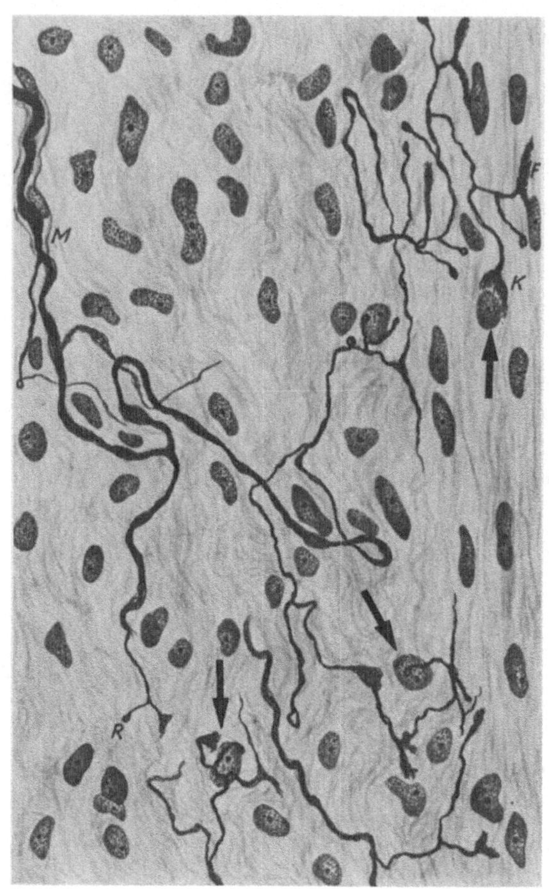

Abb. 1. Neurovegetative Rezeptorenfelder in der Wand des
Sinus caroticus. Kaninchen.
Bielschowsky-Technik. Etwa
x 700 (nach (5)). *M* Markscheide,
K Endkolben, *R̄* Endring, *F* fi-
brilläres Endkölbchen. Die *Pfeile*
weisen auf rundlich-ovale Kerne
hin, die strukturreichen Zellen
angehören

enthalten außerdem Filamente, Tubuli, Glykogen, vereinzelt leere und
gefüllte Vesikel (dense core vesicles) und müssen ebenso wie kleine
Rezeptorsegmente als "Kraftwerk" des entsprechenden pseudounipolaren
Neurons im Ggl. petrosum angesehen werden. Auch die kleinen Rezeptorsegmente beinhalten außer den zahlreichen Mitochondrien Tubuli, Filamente, Glykogen, leere und gefüllte Vesikel. Schließlich lassen sich
Übergangsformen zwischen beiden Rezeptorsegmenten feststellen. Während
sich die größeren Rezeptoren in einiger Entfernung von der Media zwischen elastischen und kollagenen Anteilen der Adventitia erstrecken,
breiten sich die kleineren Rezeptorsegmente im Bindegewebe dicht an
der Media zwischen elastischem Material und in Annäherung an glatte
Muskelzellen aus. Es ist möglich, in den Rezeptoren unterschiedlicher
Größe, verschiedener Mitochondrienzahl und Lokalisation das morphologische Substrat für unterschiedliche Reizschwellen zu erblicken.

Abb. 2a,b. Mitochondrienreiche pressorezeptorische Anschwellung aus ▷
dem Sinus caroticus des Kaninchen, Normaltier. (Nach (6)). *a* Rezeptorische Anschwellung mit intakten Mitochondrien und Tubuli. x 15000.
T Tubuli. *b* Rezeptorische Anschwellung mit homogenen und lamellierten
osmiophilen Körperchen und wenigen intakten Mitochondrien. Sinus caroticus, Kaninchen, Normaltier. x 22000. *R* Rezeptoranschwellung, *M* Mitochondrien, *T* Kern einer Terminalzelle, *P* ribosomenreiches Plasma der
Terminalzelle, *oK* osmiophile Körperchen

Große und kleine Rezeptoren stehen in enger Lagebeziehung zum kollagenen und elastischen Material. Die kollagenen Fasern scheinen die Rezeptoren in dichten Lagen korbartig zu umflechten. Häufig zeigen sich enge
Kontakte zwischen elastischem Material und mitochondrienreichen Rezep-

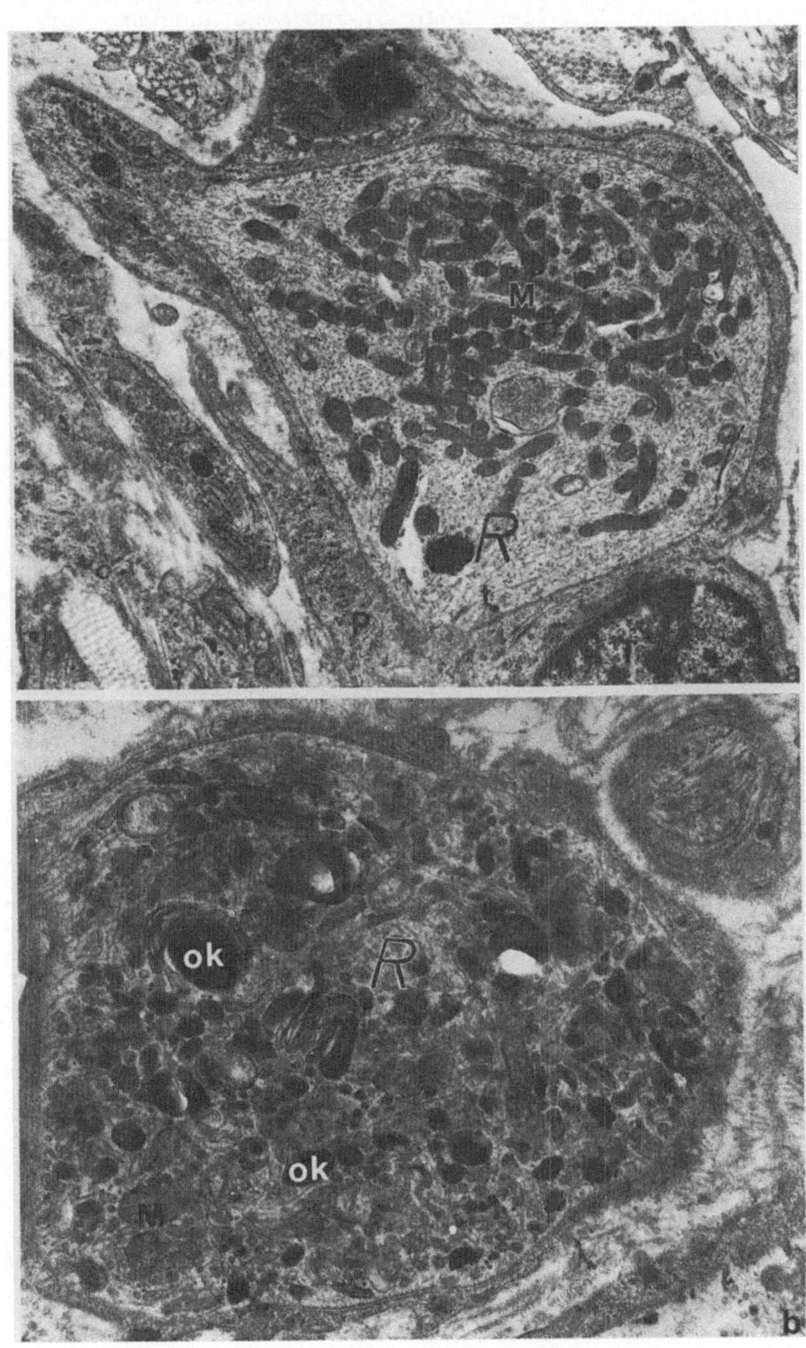

toren, wobei die pressorezeptorischen Anschwellungen auf weniger als
0,1 nm den elastischen Lamellen genähert sind. Gelegentlich falten
sich die Rezeptoren aus der Oberfläche der Terminalzelle aus (Abb. 2),
so daß sie, nur von einer Lamina basalis umgeben, in einem Abstand von
10 - 20 nm dem elastischen Material anliegen. Durch den Einbau der
Pressorezeptoren in das kollagene Bindegewebe und durch ihren Kontakt
mit elastischen Lamellen (Abb. 3) muß eine Änderung der Spannung des
muskulär-elastischen Systems in der Sinuswand eine Reizung der Rezeptorsegmente hervorrufen. Möglicherweise genügt schon eine geringfügige
Formveränderung der Rezeptorsegmente zur Reizentstehung.

Terminalzellen. Die kleinen und großen Rezeptorsegmente haben sich in
die Oberfläche von Zellen invaginiert, die im Gegensatz zu den strukturarmen Schwann' Begleitzellen sehr strukturreich und zum Teil mit
Fortsätzen versehen sind und als modifizierte Schwann' Zellen als Terminalzellen bezeichnet werden. Die mit rundlich-ovalen, manchmal mit
stark zerklüfteten Kernen ausgestatteten Terminalzellen besitzen stets
einen sehr gut entwickelten Golgi' Apparat, ein ausgedehntes, zum Teil
stark erweitertes granuläres endoplasmatisches Retikulum mit fein gra-
nuliertem Inhalt (Abb. 4), gelegentlich zahlreiche Tubuli, freie Ribo-
somen und Mitochondrien und müssen wegen ihres Strukturreichtums als
besondere stoffwechselaktive, von Schwann' Zellen abgeleitete Terminalzellen betrachtet werden.

Binnenstrukturveränderungen der Rezeptoren. Bei allen bisher untersuchten Rezeptorarealen von Normaltieren (Hund, Katze, Kaninchen)
ließen sich Strukturveränderungen in großen und kleinen Rezeptorsegmenten erkennen. Außer intakten Mitochondrien treten häufig stark
osmiophile Strukturen auf, die in Größe und Form noch eine Ähnlichkeit
mit Mitochondrien haben. Diese osmiophilen Körper lassen einen mehr
oder weniger stark ausgeprägten lamellären Bau erkennen, sehen zum
Teil homogen aus und können von einer Membran begrenzt sein. Die Entstehung der lamellären oder homogenen Körper (Abb. 5) läßt sich durch
Veränderungen von Mitochondrien, möglicherweise im Sinne eines lysosomalen Umbaues erklären. Die Zahl der osmiophilen Körper im Plasma
der Rezeptorsegmente kann sehr unterschiedlich sein. Einerseits sind
nur wenige lamellierte oder homogene Körper von Mitochondriengröße
zwischen zahlreichen intakten Mitochondrien zu erkennen, andererseits
kann der ganze Rezeptor mit osmiophilen Körperchen ausgefüllt sein.
Außerdem sind in solchen mit zu homogenen oder lamellierten Körperchen veränderten Mitochondrien angefüllten Rezeptoren zahlreiche gefüllte und leere Vesikel unterschiedlicher Größe zu beobachten.
Schließlich treten auch verschieden lange Tubuli in ungeordneter Ausbreitung auf. Das Zustandsbild der geschilderten Strukturveränderungen
wird als eine Abnutzung von Mitochondrien und ihr lysosomaler Abbau
interpretiert (turn over). Da jedoch stets intakte Mitochondrien in
unterschiedlicher Zahl zu beobachten sind, muß auch an ihren Ersatz
durch Teilung, ihre Bildung aus anderen Membransystemen der Zelle
oder in einer de novo-Synthese an ihre Entstehung aus Vorläufern von
Mitochondrien gedachte werden.

Das morphologische Erscheinungsbild der Veränderungen von Zellorganellen in Rezeptoren kann noch erheblich vielgestaltiger sein. So lassen
sich Rezeptoren feststellen, in denen sich ganze Lamellensysteme aus-
breiten und den Rezeptor vollständig ausfüllen. Außerdem können parallel

<u>Abb. 3a,b.</u> Neuroelastische Kontaktzonen zwischen mitochondrienreichen ▷
Rezeptoranschwellungen und elastischen Membranen. (Nach (6)). <u>a</u> x 23000,
<u>b</u> Sinus caroticus, Kaninchen, Normaltier. x 12000. *R* Rezeptoranschwel-
lung, *E* elastisches Material, der *Pfeil* weist auf einen dense core
Vesikel hin, *Lb* Lamina basalis

angeordnete Lamellen, die Mitochondrien, homogene oder lamellierte
osmiophile Körper und Glykogengranula einschließen. Glykogenkörnchen
können zum Teil in geringer Zahl im Rezeptor erscheinen, gelegentlich kleinere Rezeptorsegmente vollständig ausfüllen. Außer den Ge-

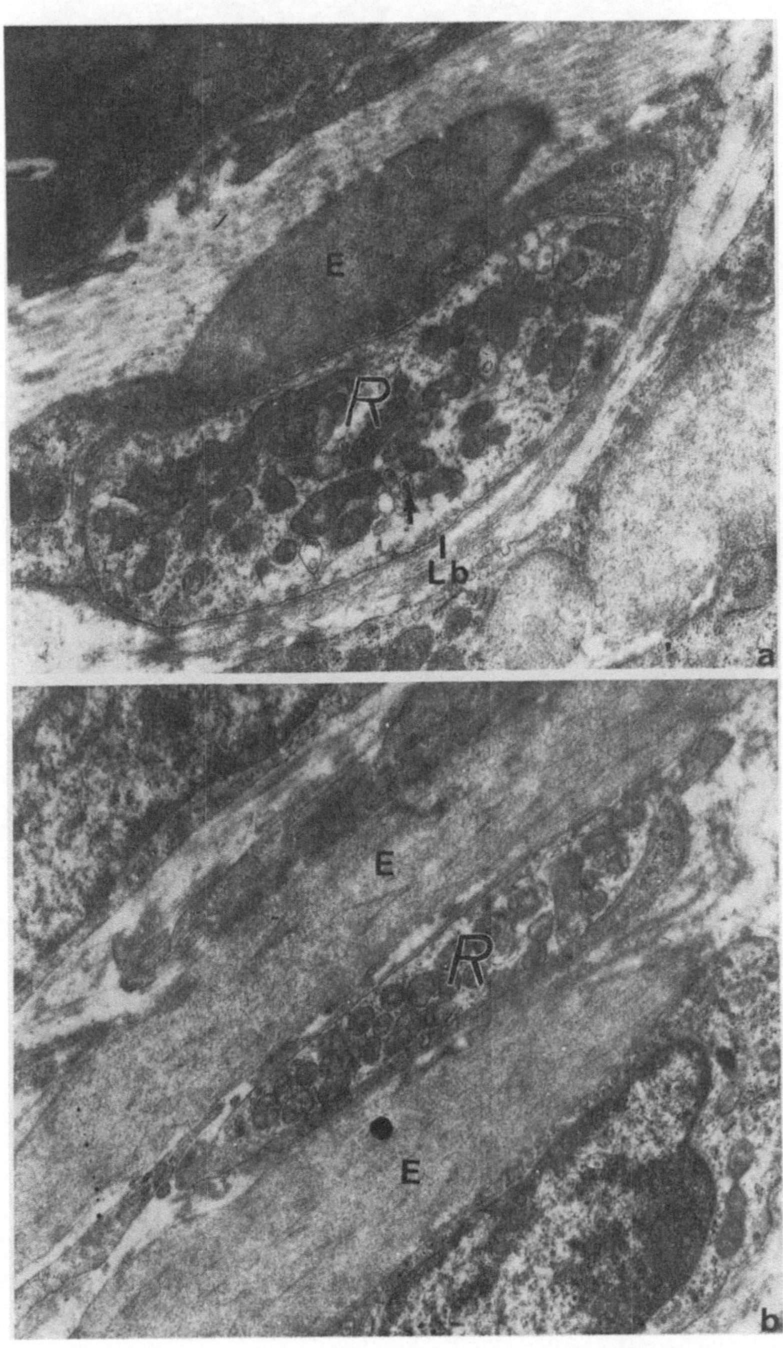

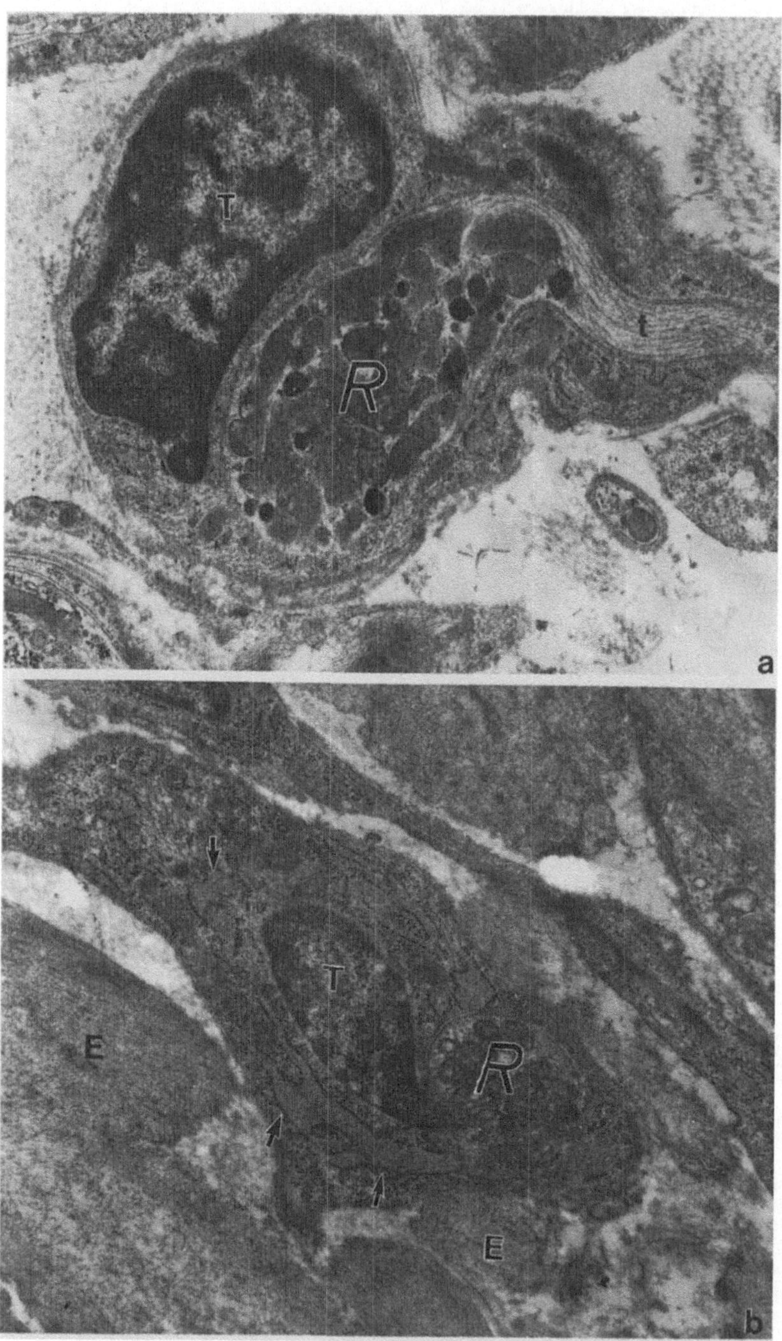

Abb. 4a,b. Mitochondrienreiche Rezeptoranschwellung und strukturreiche Terminalzelle. Sinus caroticus, Kaninchen, Normaltier. (Nach (6)). a x 17000, b x 21000. *T* Kerne der Terminalzellen, *R* mitochondrienreiche Rezeptoranschwellung, *E* elastisches Material, *t* Neurotubuli. Die *Pfeile* weisen auf ein erweitertes endoplasmatisches Retikulum mit feingranulärem Inhalt hin

14

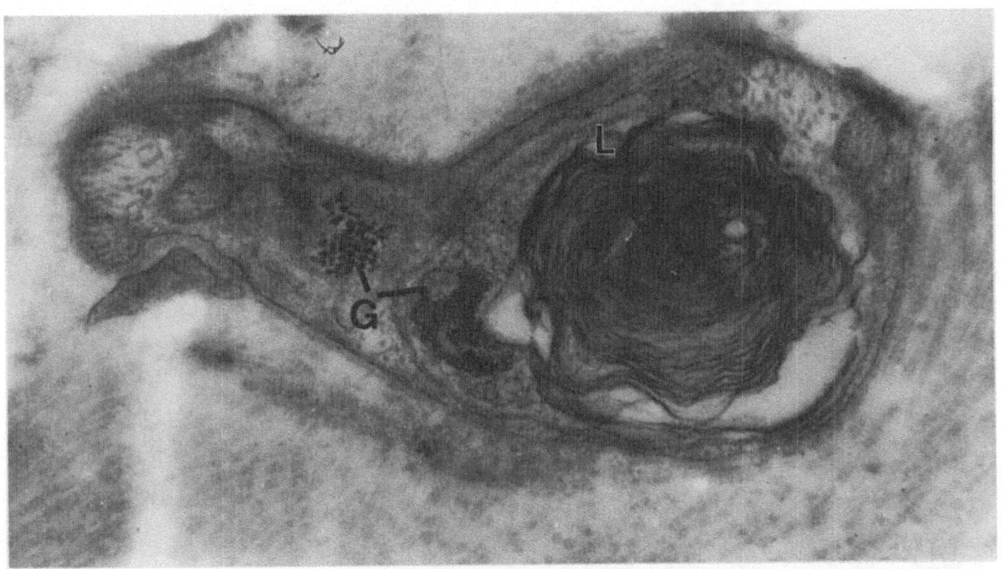

Abb. 5. Größeres Lamellensystem und Glykogen in Rezeptoranschwellung.
Sinus caroticus, Normaltier. x 48000. *L* Lamellen, *G* Glykogen

nannten, im Sinne einer Abnutzung von Zellorganellen auftretenden axo-
plasmatischen Veränderungen (stark osmiophile, homogene oder lamellierte Körper und Lamellenaggregate) sind in verschiedenen Rezeptoren auch
Strukturen vorhanden, die auf eine regenerative Leistung hindeuten (4).
Die morphologischen Befunde erlauben die Aussage, daß sich die Zellorganellen in den Rezeptoren des Sinus caroticus in einer dauernden
Umänderung befinden. Außer intakten Zellorganellen sind in den Rezeptoren Organellen im Zustand der Abnutzung, De- und Regeneration zu beobachten. Die Veränderung der Rezeptororganellen im Sinne eines turn
over könnten infolge permanenter Beanspruchung der Rezeptoren durch
die Einwirkung des muskulär-elastischen Systems auf die Rezeptorsegmente erklärt werden. Die geschilderten Abnutzungserscheinungen der
Zellorganellen konnten bereits bei jungen Tieren beobachtet werden.
Da auch oft morphologische Substrate einer regenerativen Leistung des
Nervengewebes im Sinus caroticus festzustellen waren, mögen sich De-
und Regenerationsvorgänge an den Rezeptoren die Waage halten. Möglicherweise führt eine altersabhängige Minderung der Regenerationskraft
des Nervengewebes zu einer Reduzierung der Rezeptoren im Sinus caroticus.

*Degeneration der Rezeptoren nach Durchtrennung des Sinusnerven des
N. glossopharyngeus.* Nach operativer Durchtrennung des Sinusnerven
lassen sich 1 - 5 Tage post operationem deutliche Degenerationser-
scheinungen erkennen (Abb. 6). Sie machen sich in einer Lyse des Axo-
plasma, in einer Schwellung der Mitochondrien mit ihrem anschließenden Zerfall und in einer Fragmentation des Axolemms bemerkbar. Oft
ist ein kontinuierlicher Zusammenhang zwischen degenerierten Rezeptoren und Schwann', bzw. Terminalzellen zu beobachten, so daß an
phagozytäre Eigenschaften der genannten Zellen gedacht werden muß.
Im allgemeinen scheint der Degenerationsprozeß mit Phagozytose der
von ihrer Nervenzelle abgetrennten Rezeptoren durch die genannten Zellen nach etwa 5 Tagen beendet zu sein, da man nach diesem Zeitab-
schnitt nur noch wenige degenerierte oder gar keine Rezeptoren mehr
vorfindet.

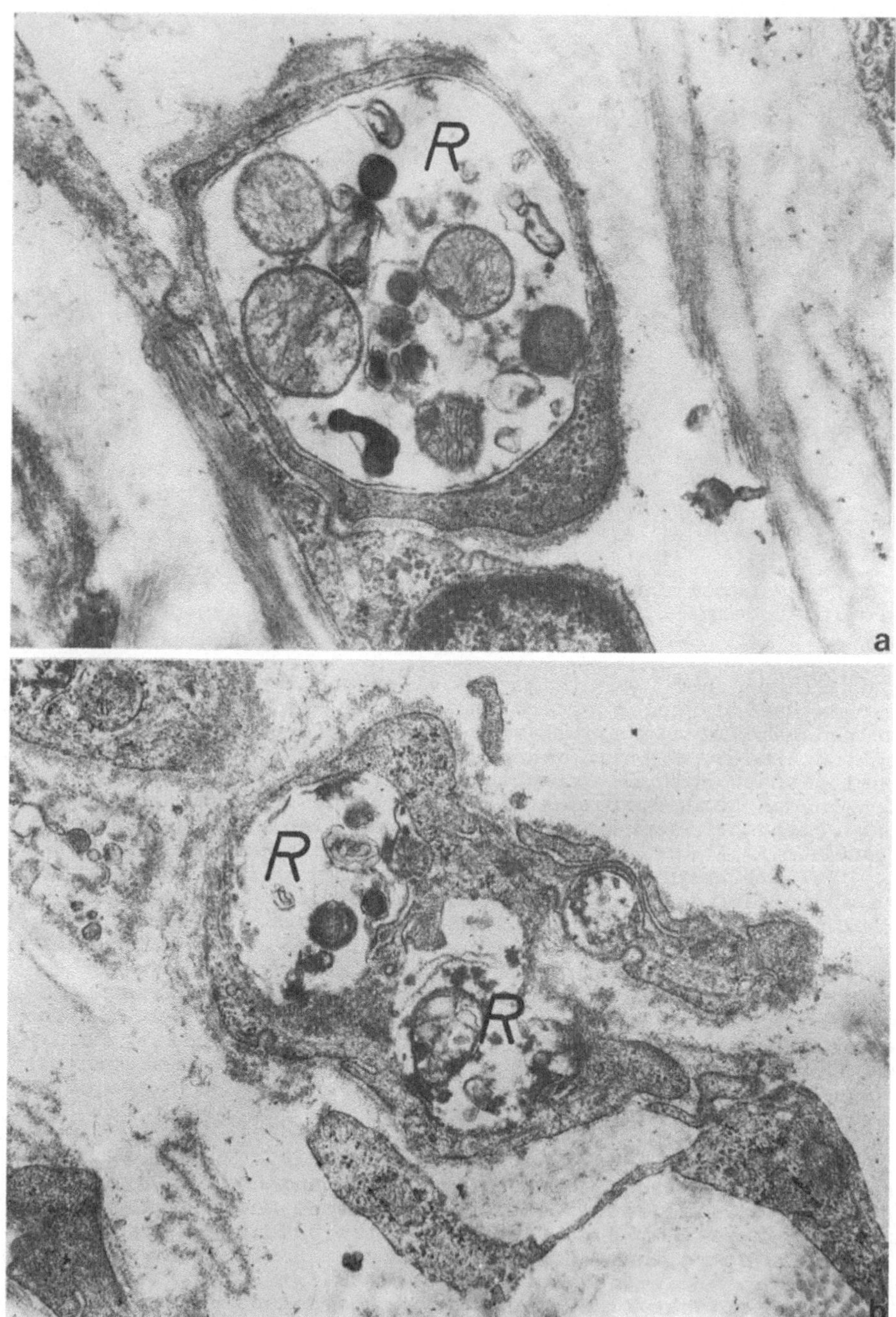

Abb. 6a,b. Degenerierte Rezeptoranschwellungen. 1 Tag nach Durchtrennung des Sinusnerven, Kaninchen. <u>a</u> x 56000, <u>b</u> x 50000. *R* Rezeptoren

*Regenerationserscheinungen der Pressorezeptoren in der Sinuswandung
nach Durchtrennung des Sinusnerven und anschließender Herstellung
einer Nervennaht:* Wie bereits geschildert unterliegen die Pressorezeptoren in der Wand des Sinus caroticus nach Durchschneidung des Sinusnerven einer vollständigen Degeneration mit anschließender Phagozytose
des degenerierten Nervenmaterials durch die Schwann'- bzw. Terminalzellen, die selbst erhalten bleiben. Diese Degeneration unterscheidet
sich morphologisch nicht von der anderer Nerven nach ihrer Durchtrennung. Nach Anlegung einer Nervennaht unter dem Operationsmikroskop
sprossen die noch mit den pseudounipolaren Nervenzellen im Ggl. petrosum in Verbindung stehenden proximalen Nervenfasern (Dendriten der
pseudounipolaren Nervenzellen) jedoch wieder aus, durchwachsen die
Nervennaht und erreichen wieder die Wand des Sinus caroticus. Erste
Untersuchungen zeigen, daß etwa 5 - 7 Monate nach Anlegen einer Nervennaht mitochondrienreiche Rezeptoranschwellungen unterschiedlicher
Größe in der Sinuswand nachweisbar sind (Abb. 7). Vorwiegend enthalten sie normalstrukturierte Mitochondrien vom Cristaetyp, vereinzelt
treten homogene oder lamellierte stark osmiophile Körper von Mitochondriengröße auf wie sie auch in pressorezeptorischen Anschwellungen nicht behandelter Labortiere erscheinen. Offensichtlich unterliegen die mit den aussprossenden Nervenfasern in die pressorezeptorischen
Anschwellungen verlagerten Mitochondrien ebenfalls wie bei nicht behandelten Labortieren einer Abnutzung. Regelmäßig werden vereinzelte
Glykogenpartikel sichtbar. Die regenerierten barorezeptorischen Anschwellungen breiten sich im Bindegewebe der Media-Adventitia-Grenze
der Sinuswand aus, sind teilweise in Kollagen eingewoben (Abb. 7),
stellenweise haben sie Kontakt mit elastischem Material aufgenommen
(Abb. 7). Sie sind ebenfalls in die Oberfläche von Schwann' Zellen
invaginiert, die von einer Lamina basalis umgeben werden.

Elektrophysiologische Ableitungen von diesen regenerierten Sinusnervenfasern, die von Herrn Dr. BINGMANN vom Physiologischen Institut der
Universität Münster vorgenommen wurden, zeigen eine deutliche baro-
rezeptive Aktivität, die sich proportional zum statischen Blutmittelwertsdruck verhält. Dynamische Komponenten, wie z.B. die Registration
der Blutdruckamplitude konnten nicht beobachtet werden, so daß es
wahrscheinlich erscheint, daß die letztere Funktion an die enge Ankopplung der regenerierten Nervenfasern an das elastische Material
erforderlich ist.

*Durchschneidung des Sinusnerven und Aufpfropfung des proximalen (mit
dem Ggl. petrosum verbundenen) Stamm in die Adventitia der a. carotis
externa (Sinusnervenregenerat).* Hierzu wurde ein Adventitiabett in der
Wand der A. carotis externa vorbereitet, in das der proximale Stumpf
des Sinusnerven eingenäht wurde. Unter diesen Versuchsbedingungen lassen sich 4 Monate nach Aufpropfung deutliche regenerative Prozesse des
Sinusnerven nachweisen, der unterschiedlich dicke Anschwellungen im
Verlauf und am Ende der Axone ausbildet. Die regenerierten, in der Adventitia gelegenen Anschwellungen enthalten wie ein normaler Rezeptor
normal strukturierte Mitochondiren, Tubuli und Vesikel. Stellenweise
werden die regenerierten Anschwellungen durch das Plasma von Schwann'-
oder Terminalzellen bedeckt, andererseits bleiben Abschnitte der Oberfläche der Rezeptoranschwellungen frei von Schwann' Plasma (Abb. 8).
Auch in den neu ausgebildeten Axon-(Dendriten-)Anschwellungen zeigen
sich wie im Normalfall und wie nach Anlegen einer Sinusnervennaht
(nach vorheriger Durchtrennung) lamellierte und homogene osmiophile
Körper von Mitochondriengröße (Abb. 8), eine morphologische Erscheinung, die auf einen lysosomalen Abbau der Mitochondrien deutet. Auch
größere, die ganze Axonanschwellung ausfüllende Lamellensysteme treten
im Sinusnervenregenerat auf (Abb. 9). Außer zahlreichen dicht gela-
gerten Mitochondrien können die Axone viel Tubuli und Ansammlungen

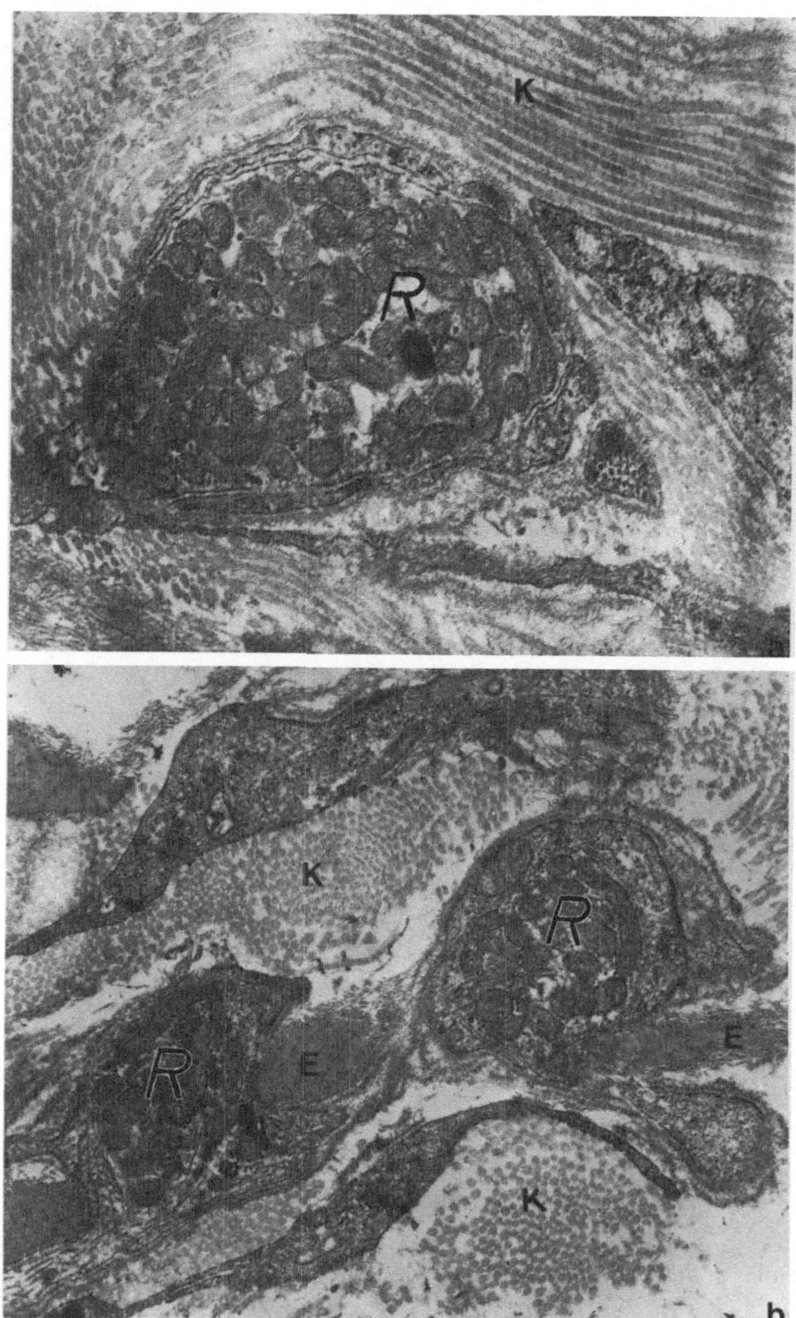

<u>Abb. 7a,b.</u> Regenerierte mitochondrienreiche Rezeptoranschwellung. 7 Monate nach Durchschneidung des Sinusnerven und Anlegen einer Nervennaht. Sinus caroticus, Kaninchen. <u>a</u> x 12200, <u>b</u> x 24000. *R* mitochondrienreiche Rezeptoranschwellung, *K* Kollagen, *E* elastisches Material

18

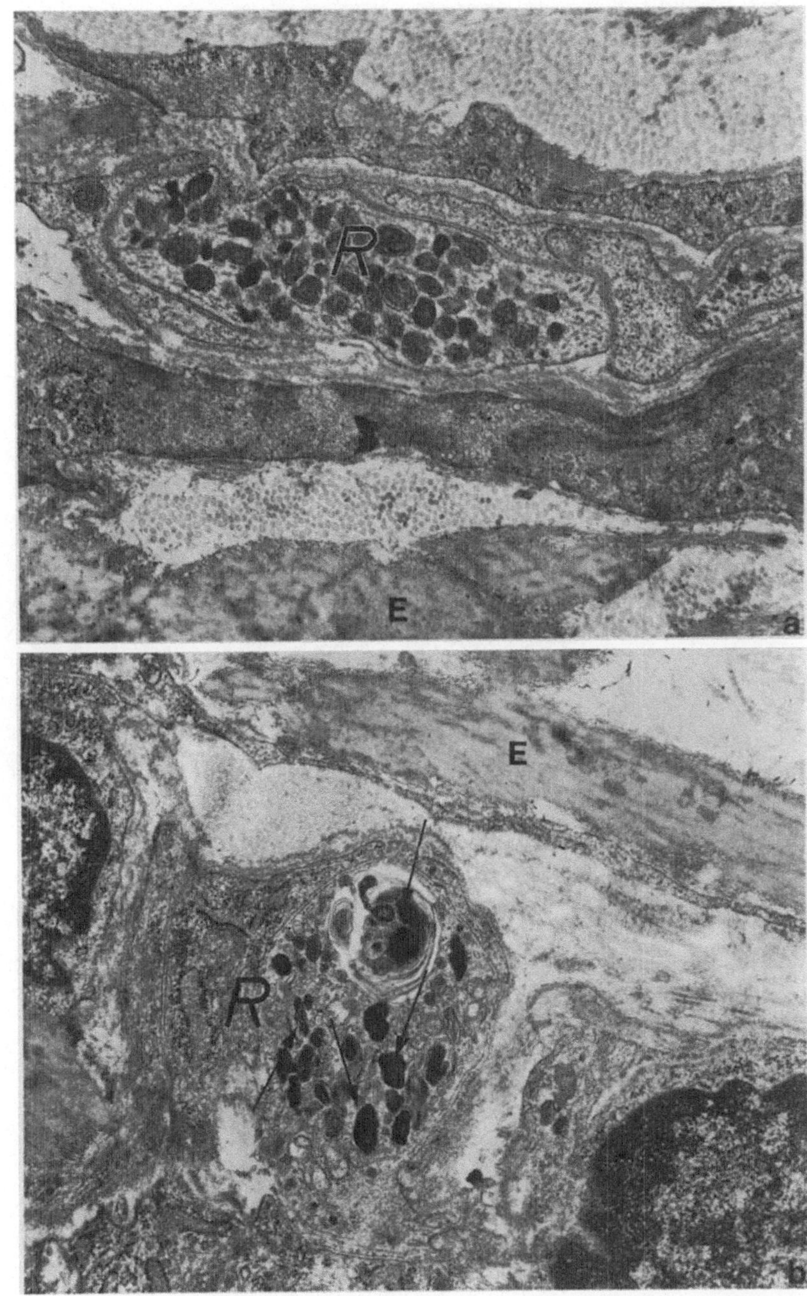

Abb. 8a,b. Mitochondrienreiche Rezeptoranschwellungen z.T. mit lamellierten und homogenen osmiophilen Körperchen. 4 Monate altes Sinusnervenregenerat in der Adventitia der A. carotis externa, Kaninchen. *R* Rezeptoranschwellung, *E* elastisches Material. Die *Pfeile* weisen auf lamellierte und homogene osmiophile Körperchen hin. a x 41000, b x 24000

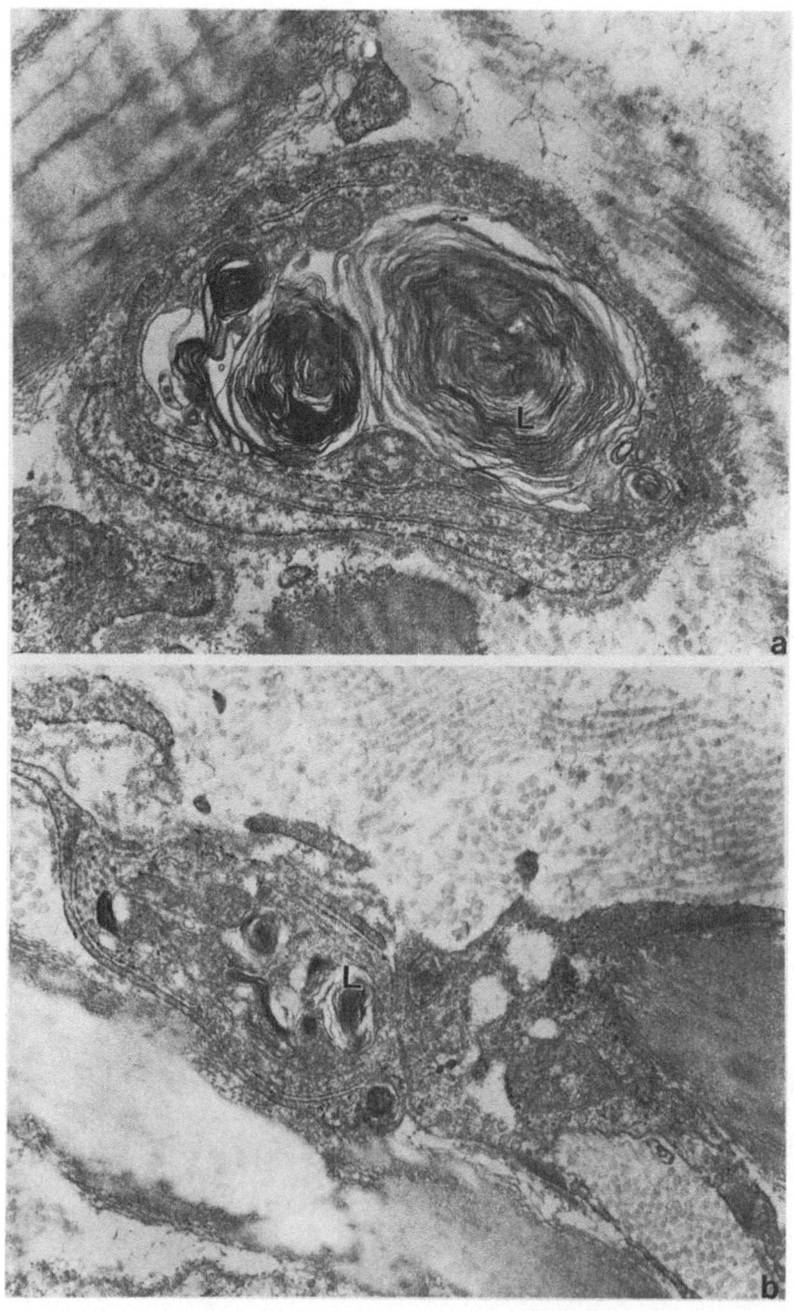

Abb. 9a,b. Lamellensysteme in Rezeptoranschwellungen. 7 Monate altes Sinusnervenregenerat in der Adventitia der A. carotis externa. <u>a</u> x 51000, <u>b</u> x 43000. *L* Lamellensysteme

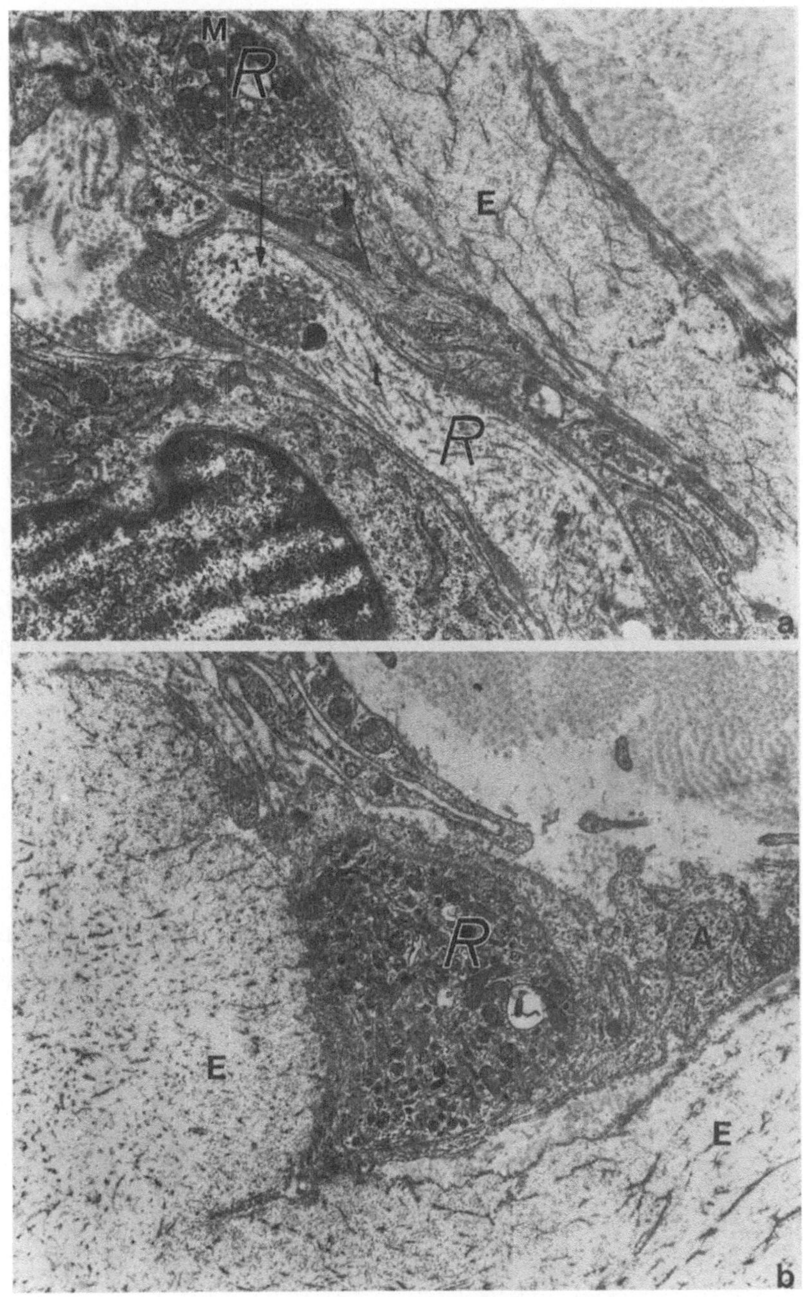

Abb. 10a,b. Mitochondrien- und vesikelreiche Rezeptoranschwellung in Kontakt mit elastischem Material. 4 Monate altes Sinusnervenregenerat in der Adventitia der A. carotis externa. a x 17000, b x 12000. *K* Rezeptoranschwellung, in b mit lamellierten und homogenen osmiophilen Körperchen. *R* Rezeptor, *M* Mitochondrien, *E* elastisches Material, *A* Axon, *t* Tubuli. Die *Pfeile* weisen auf dichte intraaxonale Vesikelansammlungen hin

von gefüllten und leeren Vesikeln aufweisen (Abb. 10). Die enge Lagebeziehung der regenerierten Axonendigung zum elastischen Material
(Abb. 10) ist im Sinusnervenregenerat besonders auffällig.

Die physiologischen Untersuchungen der Regenerate ergeben, daß bei
enger Ankopplung der ausgesproßten Sinusnervenfasern an das elastische Fasersystem die barorezeptiven Nervenendigungen sowohl der statischen Blutmittelwertsdruck als auch die dynamische Komponente der
Registration der Blutdruckamplitude zu messen in der Lage sind. Bei
Regeneraten, bei denen sich die ausgesproßten Nervenendigungen im
kollagenen Bindegewebe ohne neuroelastzitäre Ankopplung befinden,
fehlt erwartungsgemäß die dynamische Registrationskomponente. Diese
Befunde weisen darauf hin, daß die differentialquotienten-messenden
eigenschaften der regenerierten Nervenendigungen auf eine innige Ankopplung an das elastische System gebunden ist.

<u>Literatur</u>

1 CASTRO F de (1928) Sur la structure et l'innervation du sinus caro-
  tidien de l'homme et des mammifères. Noveaux faits sur l'innervation
  et la fonction du glomus caroticum. Etudes anatomiques et physio-
  logiques. Trab Lab Invest Biol Univ Madrid 25: 331-380

2 HAUSS WH, KREUZIGER H, ASTEROTH H (1949) Über die Reizung der Pressorezeptoren im Sinus caroticus beim Hund. Z Kreislaufforsch 38 28-33

3 HERING HE (1923) Der Carotisdruckversuch. Münch Med Wochenschr 70:
  1287

4 KNOCHE H, ADDICKS K (1977) Electron microscopic studies of the pres-
  soreceptor fields of the carotid sinus of the dog. Cell Tissue Res
  173: 77-94

5 KNOCHE H, SCHMITT G (1964) Beitrag zur Kenntnis des Nervengewebes
  in der Wand des Sinus caroticus. 1. Mitteilung. Z Zellforsch Mikrosk
  Anat 63: 22-36

6 KNOCHE H, WIESNER-MENZEL L, ADDICKS K (1979) Ultrastructure of baro-
  receptors in the carotid sinus of the rabbit. Acta Anat: im Druck

7 SUNDER-PLASSMANN P (1930) Untersuchungen über den Bulbus carotidis
  bei Mensch und Tier im Hinblick auf die Sinusreflexe nach H.E. HERING,
  ein Vergleich mit anderen Gefäßstrecken; die Histopathologie des
  Bulbus carotidis; das Glomus caroticum. Z Anat Entwicklungsgesch 93:
  567-622

Morphologische Befunde zur vegetativen Innervation der Hirngefäße

J. Cervós-Navarro

Institut für Neuropathologie, Klinikum Steglitz, Freie Universität Berlin, Hindenburgdamm 30, D-1000 Berlin 45

1893 beschrieb KÖLLIKER als erster die Innervation der intrazerebralen
Gefäße (24). Danach hatten zahlreiche Autoren (21,33,44,18,25) Nervenfasern demonstriert, die an die Arterien des Gehirns anhaften. Da frühere Autoren lichtmikroskopisch meist mit der Silber-Imprägnationsme-
thode arbeiteten, wurden ihre Resultate am Anfang der elektronenmikroskopischen Ära angezweifelt. Diese Zweifel wurden durch die übereinstimmende Aussage der Physiologen bekräftigt, daß es sich bei der Auto-
regulation der Hirndurchblutung um einen myogenen Mechanismus handelt,
der durch intraluminalen (17) oder zerebralen Gewebedruck (36) ausgelöst wird und unter metabolischem, aber nicht unter neurogenem Einfluß
steht.

Meningeale Arterien

In der letzten Zeit jedoch haben neue Methoden sowohl die Resultate
der alten Autoren bestätigt wie auch unser Wissen über die Innervation
der Hirngefäße erweitert. Bei Gebrauch von Fluoreszenz-Histochemie für
die Demonstration von Noradrenalin (15,16,30) und der Elektronenmikro-
skopie (40,19,22,29,31) wurde nachgewiesen, daß meningeale Arterien
und Arteriolen mit adrenergen Nerven verbunden sind.

Nerven, die Acetylcholinesterase beinhalten, lassen sich in den Meningen histochemisch darstellen (34,14). Elektronenmikroskopisch wurde
als Beweis einer cholinergischen Innervation das Vorhandensein synaptischer Bläschen angesehen (22,14). Sie finden sich in den kleinen
Bündeln von Nervenfasern der meningealen Gefäße, begleitet von adrenergen Fasern.

Aus der morphologisch feststellbaren Nähe der adrenergen und cholinergen Nerven im Inneren des gleichen Nervenfaserbündels wurde gefolgert,
daß eine Wechselwirkung zwischen ihren benachbarten Endigungen besteht
(14). Da keine Anhäufung der Bläschen an spezifischen Stellen der Membran bei dem axoaxonalen Kontakt vorzukommen scheint und keine direkten
aktiven Membrankontakte zu sehen sind, muß die Möglichkeit einer Synapse "à distance" in Betracht gezogen werden.

Die meningealen Schwann'schen Zellaxonen-Komplexe können von Meningo-
zyten leicht unterschieden werden, weil sie in der Regel eine Basis-
membran besitzen.

Intrazerebrale Arteriolen

KAWAMURA et al. (23) berichteten von Nervenfasern in den intrazerebralen Arterien mit einem Durchmesser von 50 μ. CERVÓS-NAVARRO und
MATAKAS (6) fanden Nervenfasern im adventitionellen Raum penetrieren-
der Arteriolen des Katzengehirns.

"

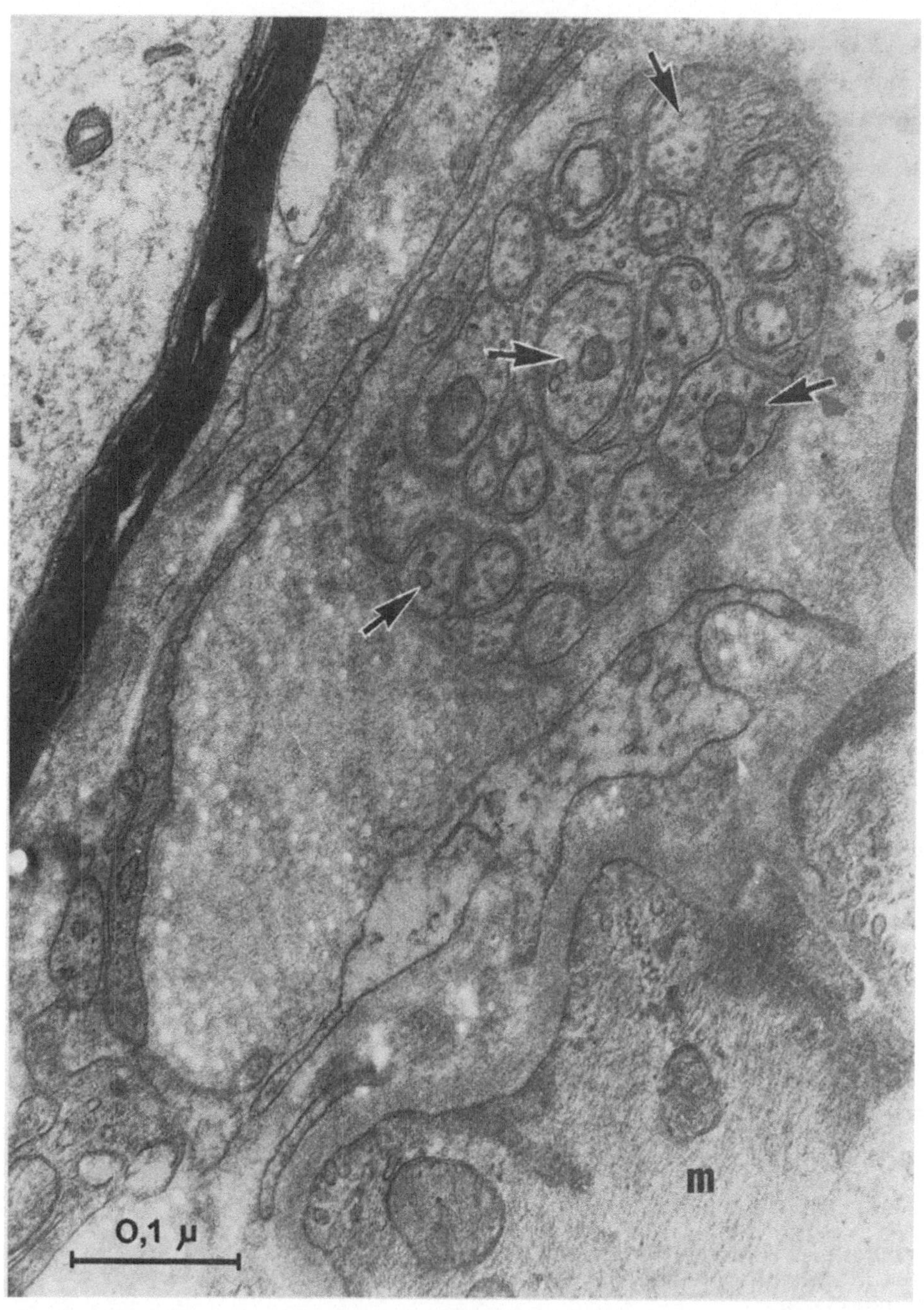

Abb. 1. Okzipitalrinde der Katze, Nervenbündel in der Adventitia einer
Arteriole. Die Axone (*Pfeile*) sind eingeschlossen in das Zytoplasma
einer Schwann'schen Zelle. Bei *m* Muskelzelle der Arteriolenwand

Die Feststellung von Axonen in der Adventitia intrazerebraler Gefäße
ist leicht, wenn sie als Bündel und von Schwann'schen Zellen umgeben
erscheinen (Abb. 1). In kleineren Bündeln, die diagonal oder tangen-
tial angeschnitten werden (Abb. 2), ist die Beziehung zwischen
Schwann'schen Zellen und Axonen schwierig zu erkennen. Die Nervenfasern können daher übersehen oder verwechselt werden mit Anschnitten
der adventitiellen Zellen.

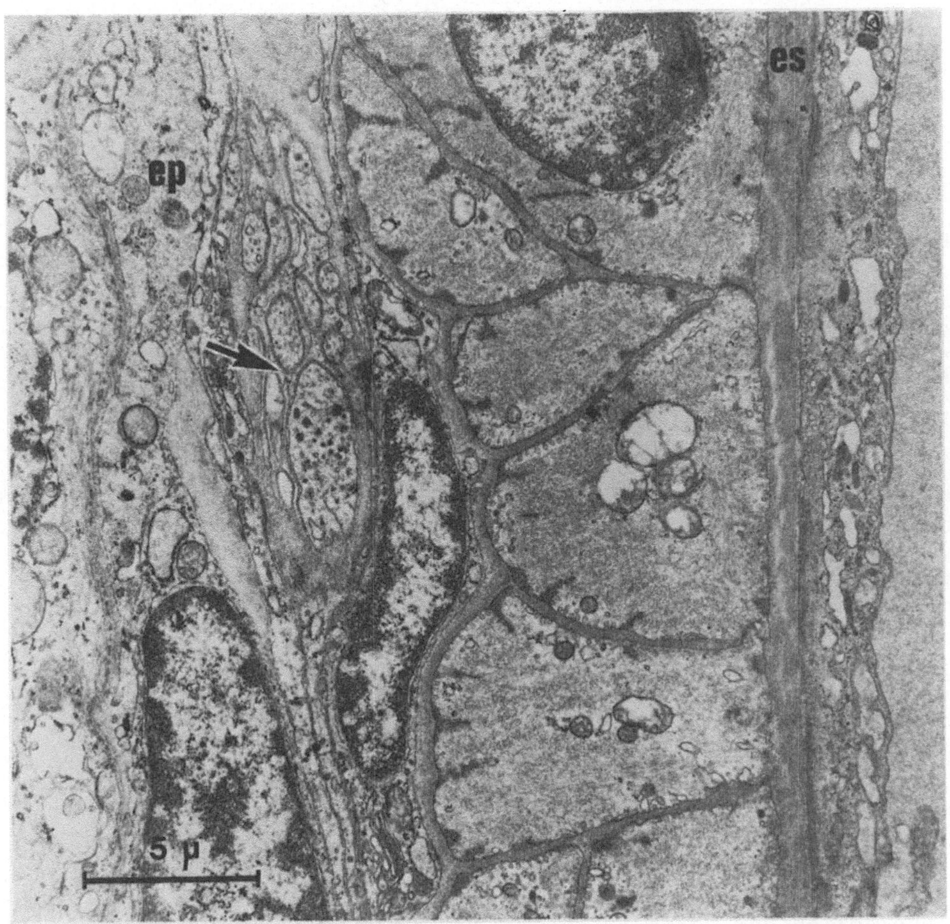

Abb. 2. Tangentialgeschnittenes Nervenbündel in einer Arteriole der
Parietalrinde der Katze. Die Axone werden identifiziert durch die
Anwesenheit von Mikrotubuli und Bläschen. Subendothelialer Raum bei
es, bei ep adventitielle Zelle

Die Identifizierung von Axonen, die nicht mit Schwann'schen Zellen
umgeben sind, zeigt besondere Schwierigkeiten im Vergleich zu den
Meningen, weil in der Adventitia zerebraler Arteriolen kleine Bündel
von Nervenfasern oder einzelne Axone nicht immer von einer Basalmembran umgeben sind. Sie können in Gruppen von zwei oder drei oder
auch als einzelne Axone erscheinen. Einzelne Axone können gelegentlich durch das Vorhandensein von Mikrotubuli oder Bläschen als solche

erkannt werden (Abb. 3). Wenn die Bläschen einen dunklen Inhalt haben,
genügen vereinzelt auftretende, um ein Axon zu identifizieren. Wenn
helle Bläschen oder Mikrotubuli nur vereinzelt bzw. überhaupt nicht
angetroffen werden, sind perivaskuläre Nervenfasern schwierig zu erkennen, besonders, wenn wir daran denken, daß der Durchmesser termi-
naler autonomer Nervenfasern gelegentlich nicht mehr als 100 nm erreicht (5). Dies würde die negativen Ergebnisse vieler elektronenmikroskopischer Studien der intrazerebralen Arteriolen bezüglich der
Existenz von Nervenfasern erklären (9,10).

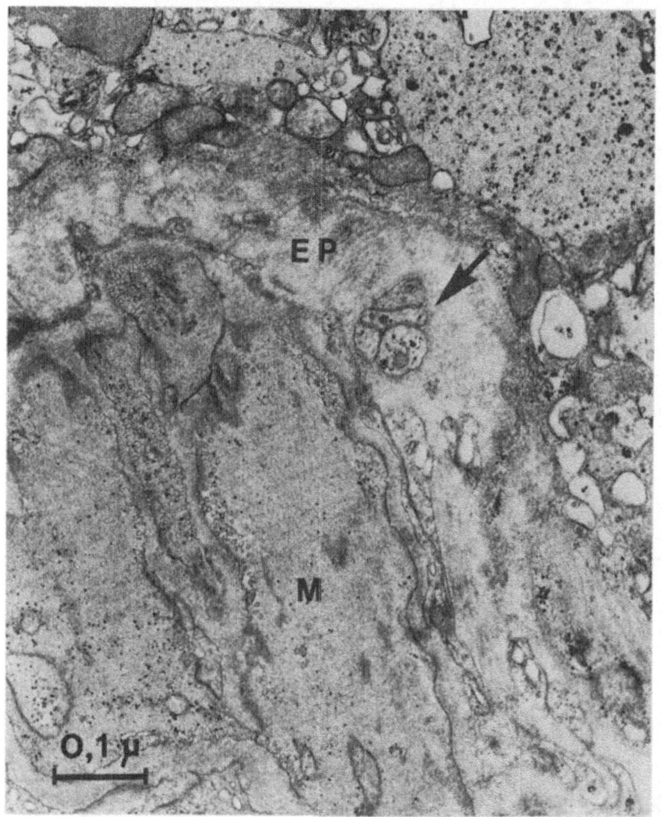

Abb. 3. Vereinzelte Axone *(Pfeil)* in dem perivaskulären Raum *(EP)*.
Muskelzellen der Mediaschicht bei *M*

Intrazerebrale Metarteriolen, Kapillaren und Venolen

Die Tatsache, daß Nervenfasern nicht in der Adventitia gesehen werden
können, ist noch kein Beweis für das Fehlen einer Innervation. Nichts-
destoweniger konnten wir in einzelnen Arteriolen nach genauer Prüfung
ihres ganzen Umfanges weder perivaskuläre Nerven noch Strukturen, die
als mögliche unidentifizierte Axone in Frage kämen, finden.

Nervenfasern des perivaskulären Raumes können leichter bei Gefäßen
mit einer sehr dünnen zellfreien Adventitia angeschlossen werden.
Dies ist der Fall bei kleineren Arteriolen und Metarteriolen und

vor allem bei Kapillaren, deren endotheliale Zellen nur durch eine
Basalmembran von der umgebenden perivaskulären Gliascheide abgegrenzt
werden. Als Ergebnis zahlreicher elektronenmikroskopischer Studien
kann als eine nachgewiesene Tatsache gelten, daß wenigstens die meisten Kapillaren des Neuropils frei von perivaskulären Nerven sind.
Bei den adrenergen Fasern, die bei der Fluoreszenzmikroskopie gefunden werden, handelt es sich daher um katecholaminerghaltige Nerven
innerhalb des Neuropils, die nahe an den Gefäßen, aber außerhalb des
perivaskulären Raumes laufen.

Mit der Fluoreszenzmikroskopie konnte das Vorhandensein einiger Formen
der Innervation in meningealen Venen und intrazerebralen Venolen nachgewiesen werden (32). Cholinerge Innervation konnte nur in großen meningealen Venen gezeigt werden. Bei großen Serien von intrazerebralen
Venolen, die elektronenmikroskopisch untersucht wurden, waren wir bisher nur in der Lage, perivaskuläre Nerven in den Venolen des Hirnstammes zu finden.

Arten der Nervenfasern

Die Tatsache, daß die intraaxonalen Bläschen meist dunkel erscheinen,
zeigt, daß dort eine adrenerge Innervation der intrazerebralen Gefäße
vorhanden ist. Der Mangel an hellen Bläschen dagegen kann nicht als
ein Beweis für die Tatsache gelten, daß dort keine azetylcholinhalti-
ge Fasern vorhanden sind. Adrenerge Axone beinhalten Bläschen über ihre ganze Länge und in großen Mengen nicht nur in ihren Endigungen, sondern auch in ihren präterminalen Varikositäten. In cholinergen Fasern
dagegen können Bläschen fast ausschließlich in der Nähe der Synapsen
gefunden werden.

Arten der Innervation zerebraler Gefäße

Die Dichte der die zerebralen Gefäße begleitenden Nerven zeigt regionale Variationen. Meningeale Gefäße haben mehr Nervenfasern als paren-
chymale Gefäße. Unterschiede finden sich auch innerhalb des Gehirn-
parenchyms. Bei Katzen scheinen die Gefäßnerven im pontinen Bereich
weitaus zahlreicher als in dem zerebralen Kortex zu sein. Einige dieser Fakten stimmen mit physiologischen Ergebnissen überein. ROSENBLUM
(38) fand, daß die Konstriktion der arteriellen Gefäße, hervorgerufen
durch Druckveränderungen, nicht in allen Gefäßen gleich ist. HARPER
et al. (20) berichteten, daß der Effekt der Stimulation des Truncus
sympaticus und der Infusion von Norepinephrin in die A. carotis in den
extraparenchymalen Hirngefäßen ausgeprägter ist.

Schließlich scheint auch entlang der einzelnen Gefäße ein Innervations-
unterschied zu sein. Da die Nervenfasern zusammen mit den Gefäßen verlaufen sollen, und, wie vorher schon erwähnt wurde, Metarteriolen und
Kapillaren an keiner Stelle Nervenfasern an ihrem Umfang zeigen, bedeutet dies, daß distale Teile der zerebralen Gefäße in der Regel keine
Innervation haben. Aber auch größere Widerstandsarteriolen, die von
großer Wichtigkeit für die Regulation der Hirndurchblutung sind, scheinen nur eine segmentale Innervation zu besitzen.

Spastische Konstriktion der zerebralen Gefäße

Die segmentale Innervation der zerebralen Gefäße mag verantwortlich
sein für die konstante Feststellung, daß spastische Konstriktionen
der pialen Gefäße immer segmental auftreten. Das wurde bereits von
ECHLIN (12) erwähnt, der das Phänomen durch elektrische Reizung her-

beiführte. Die spastische Konstriktion folgt häufig einer subarachnoidalen Blutung, besonders nach Aneurysmaruptur (13,1,26,2). Es gibt
eine zunehmende Literatur darüber, daß persistente Spasmen der arteriellen Gefäße zu umschriebenen Veränderungen der Zirkulation oder zu
Gewebsnekrosen führen können (8,41). Diese Beobachtungen wurden an
großen angiographisch darstellbaren Arterien gemacht.

Seit den früheren Arbeiten von DRESZER und SCHOLZ (11) sowie ECHLIN
(12) ist es eine Streitfrage geblieben, ob Spasmen auch in kleinen
intrazerebralen Arterien oder sogar in Arteriolen vorkommen.

Nach kombinierter Anwendung von Hypokapnie mit arterieller Hypertension (28) sowie bei elektrischer Reizung (7) konnten spastische Konstriktionen der meningealen und parenchymalen Arterien hervorgerufen
werden. Bei meningealen Gefäßen waren spastische Konstriktionen begrenzt auf kurze Segmente weniger Arterien. An Stellen, an denen kleine Arterien von einer großen Arterie abzweigten, war das erste Segment
äußerst eng (Abb. 4). Nach intravitaler Tuscheperfusion zeigten histologisch untersuchte 100 μ dicke Gefrierschnitte in den groß- und mit-
telkalibrigen parenchymatösen Gehirngefäßen spastische Segmente (Abb.5).
Diese Segmente variierten in der Länge und waren unregelmäßig verteilt.
Spastische Konstriktionen traten nur in Gefäßen mit einer muskulären
Media auf, während die Kapillaren keine Variationen im Durchmesser
zeigten.

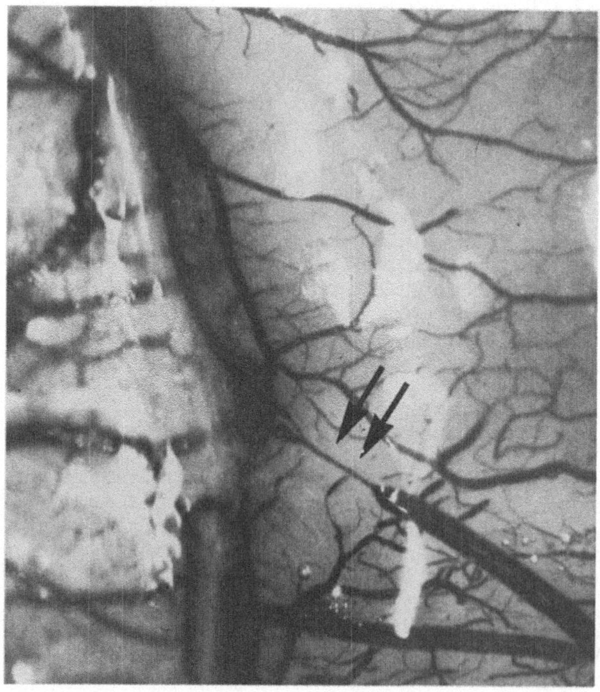

<u>Abb. 4.</u> Parietalhirn der Katze nach Applizierung eines Elektroschocks.
Spastische Konstriktion eines meningealen Gefäßes (*Pfeil*)

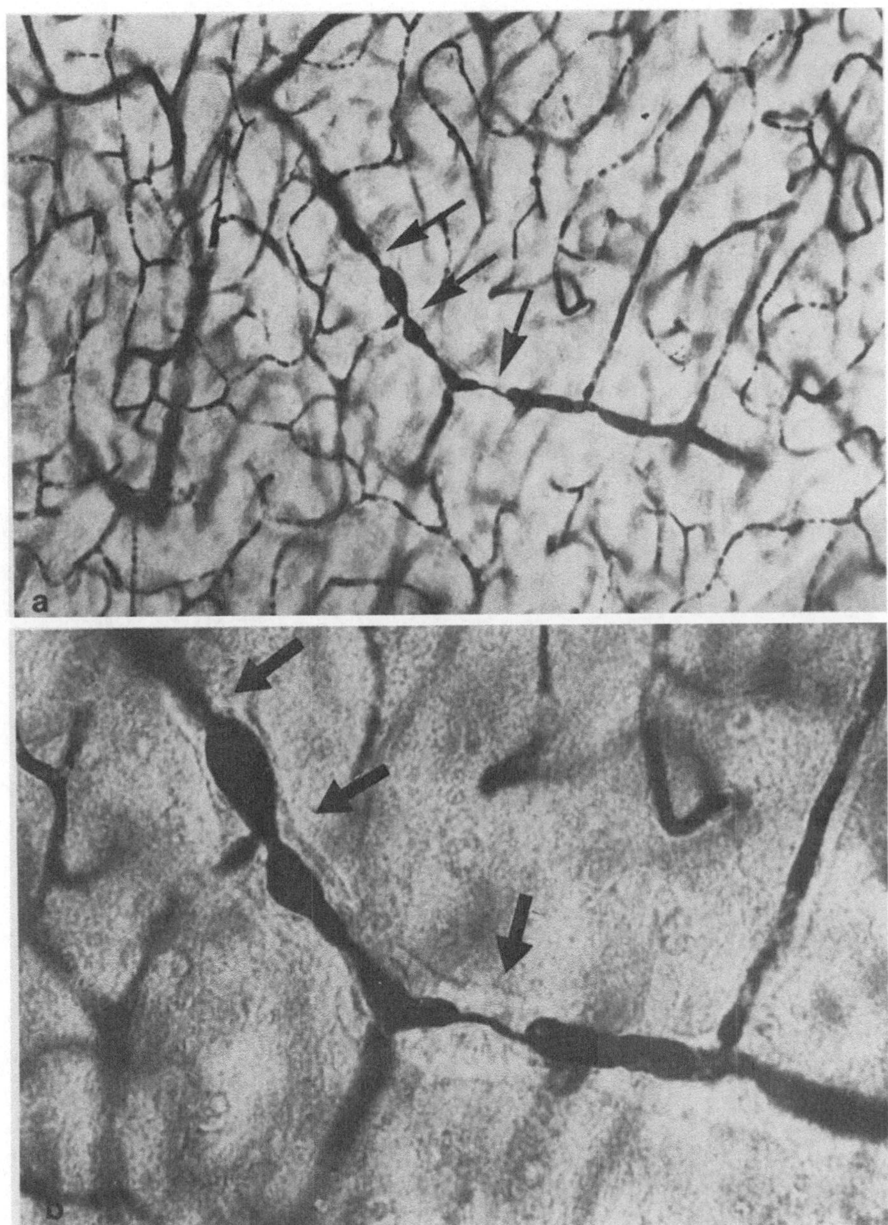

Abb. 5a,b. Histologischer Schnitt der Parietalrinde einer Katze nach Elektroschock-Behandlung und intravitaler Perfusion mit Tusche. Segmentale Einengung des Gefäßlumens durch spastische Konstriktion

Bei Querschnitten erschien die Wand der spastischen Arteriolen geschlungen und das Gefäßlumen zusammengefaltet (Abb. 6). Das Profil des gesamten Gefäßes war in den meisten Fällen sternförmig und die Gefäßwand zeigte eine oder mehrere Einstülpungen. Die Lamina elastica war verschlungen und zeigte sich in einigen Fällen verdickt. Die myo-

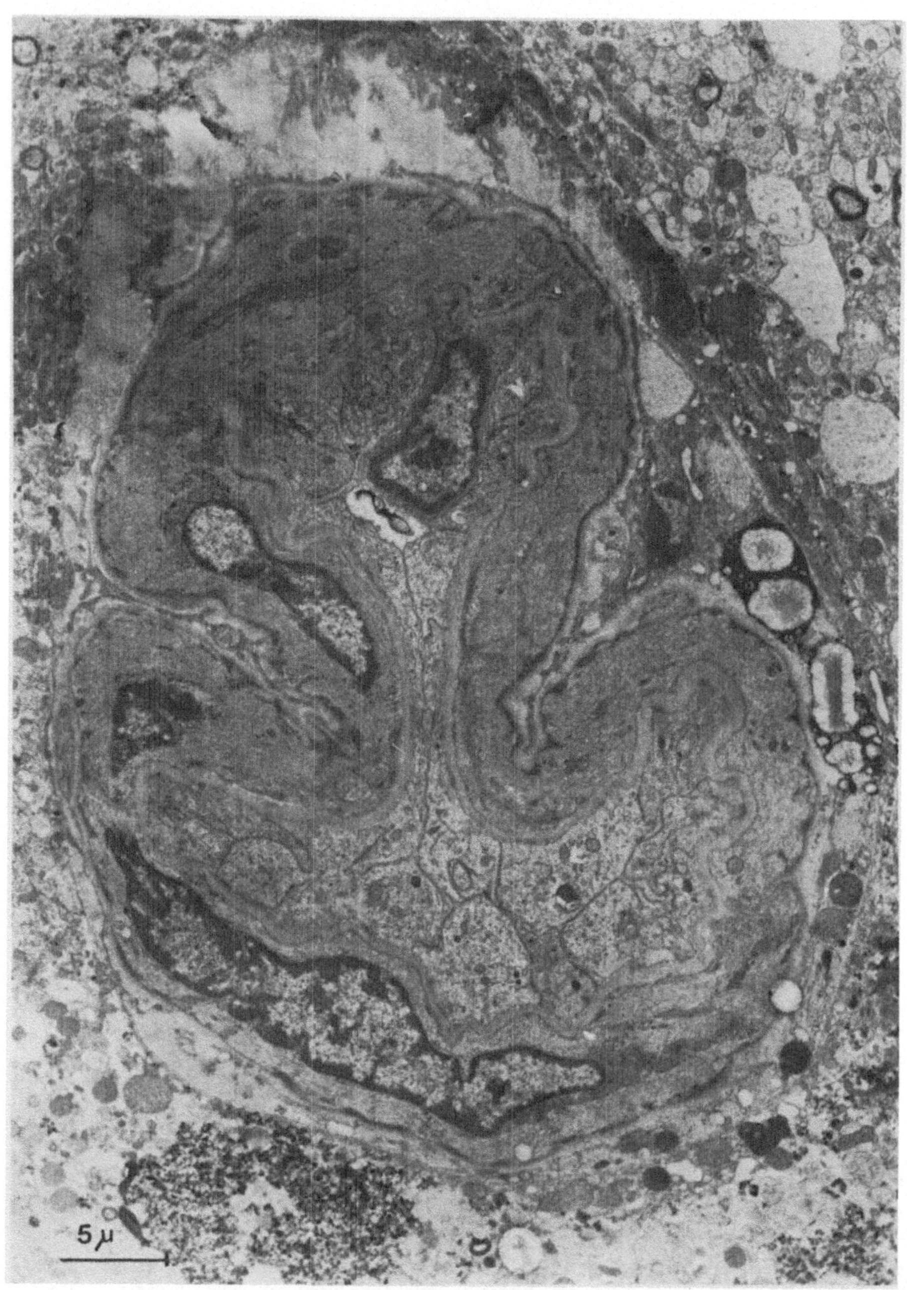

<u>Abb. 6.</u> Arteriole der Parietalrinde der Katze. Spastische Konstriktion mit Einengung des Lumens und Fältelung der quergetroffenen Media

endothelialen junctions waren normal in ihrer Zahl und Gestalt (37). Die Muskelzellen ordneten ihre Längsachse nicht nur in die Richtung der Gefäßzirkumferenz, sondern auch parallel zu der Gefäßlänge. Die Haftplatten waren regelrecht in der Anzahl und zeigten keine Deforma-

tion der abluminalen Seite der glatten Muskelzelle. Der Kontakt der
Muskelzellen war nicht so eng wie bei normalen arteriellen Gefäßen
(37). Gewöhnlich war eine breite Lücke zwischen den benachbarten
Muskelzellen. Die Myofilamente erschienen regelrecht, der adventitielle Raum war immer schmal.

Häufig wurden adventitielle vaskuläre Nervenendigungen gefunden. Auch
wenn keine signifikanten Unterschiede zwischen spastischen und nicht-
spastischen Arteriolen nachgewiesen werden konnten, wurden Nervenendigungen und Varikositäten, die große Mengen von dichtkernigen Bläschen
enthielten, besonders häufig in spastischen Arteriolen nach 5stündiger
extremer Hypokapnie beobachtet (Abb. 7). Nervenendigungen oder Varikositäten werden nur sehr selten in Gehirngefäßen gefunden und dann nur
in ziemlich langen Intervallen. Obgleich Nervenfasern im adventitiellen Raum der meisten Gefäßquerschnitte gefunden werden (6), scheint
es wahrscheinlich, daß die segmentale Reaktion von zerebralen Gefäßen
auf die Art ihrer Innervation zurückzuführen ist.

Eine geeignete Erklärung für die segmentale Konstriktion der spastischen zerebralen Gefäße könnte die Übertragung von Reizimpulsen entlang der Muskelnerven geben, wie sie in dem C-Modell von BURNSTOCK
(4) angenommen wird. Danach wird nur *eine* Muskelzelle durch freige-
gebene Übertragungssubstanz stimuliert. Eine Anzahl von benachbarten
Muskelzellen werden dann über die myomalen tight junctions weitersti-
muliert. Diese Annahme wird offensichtlich bestätigt durch die Tatsache, daß bei breitangelegter elektrischer Reizung gerade die Segmente an den Verzweigungsstellen kleiner Arterien sich besonders häufig kontrahieren. RHODIN (35) fand gerade an den Verzweigungsstellen
besonders häufig myomale tight junctions.

Regulationsmechanismen des ZNS

Aus theoretischer Sicht kann die Hirndurchblutung durch zwei Mechanismen beeinflußt werden: Erstens durch eine Veränderung im Gefäßdurch-
messer oder durch vaskulären Widerstand. Der intrakranielle vaskuläre
Widerstand wird reguliert durch den arteriellen pCO_2 mit Beteiligung
des perivaskulären pH und nach unserem augenblicklichen Wissen unter
Einfluß der autonomen Nerven. Zweitens scheint auch eine regulative
Wirkung des Sauerstoffs vorhanden zu sein. Diese zweite Möglichkeit
ist als Cushing-Reflex bekannt.

Der Cushing-Reflex tritt ein, wenn der intrakranielle Druck steigt.
Trotzdem ist es nicht der intrakranielle Druck, der das Steigen des
arteriellen Druckes auslöst. Verschiedene Autoren konnten zeigen, daß
es der Oxygenmangel im Gehirn ist, der die arterielle Druckerhöhung
auslöst. Nach SAGAWA et al. (39) und MATAKAS et al. (27) ist der arterielle Druckanstieg eine quantitative Reaktion mit einer festen
Wechselbeziehung zur Herabsetzung der Hirndurchblutung.

Afferente Axone in den Meningen und in den intrazerebralen und perivaskulären Räumen

Die Tatsache, daß der Cushing-Reflex eine quantitative Reaktion ist,
bedeutet, daß im Gehirn Rezeptoren vorhanden sind, die die Regulations-
zentren mit den notwendigen Informationen versorgen. Da es scheint,
daß es der Sauerstoffdruck des Gehirngewebes oder der intrazerebrale
Blutdruck sind, welche den Cushing-Reflex hervorrufen, könnte man er-
warten, daß es sich bei den Rezeptoren um Chemorezeptoren handelt.

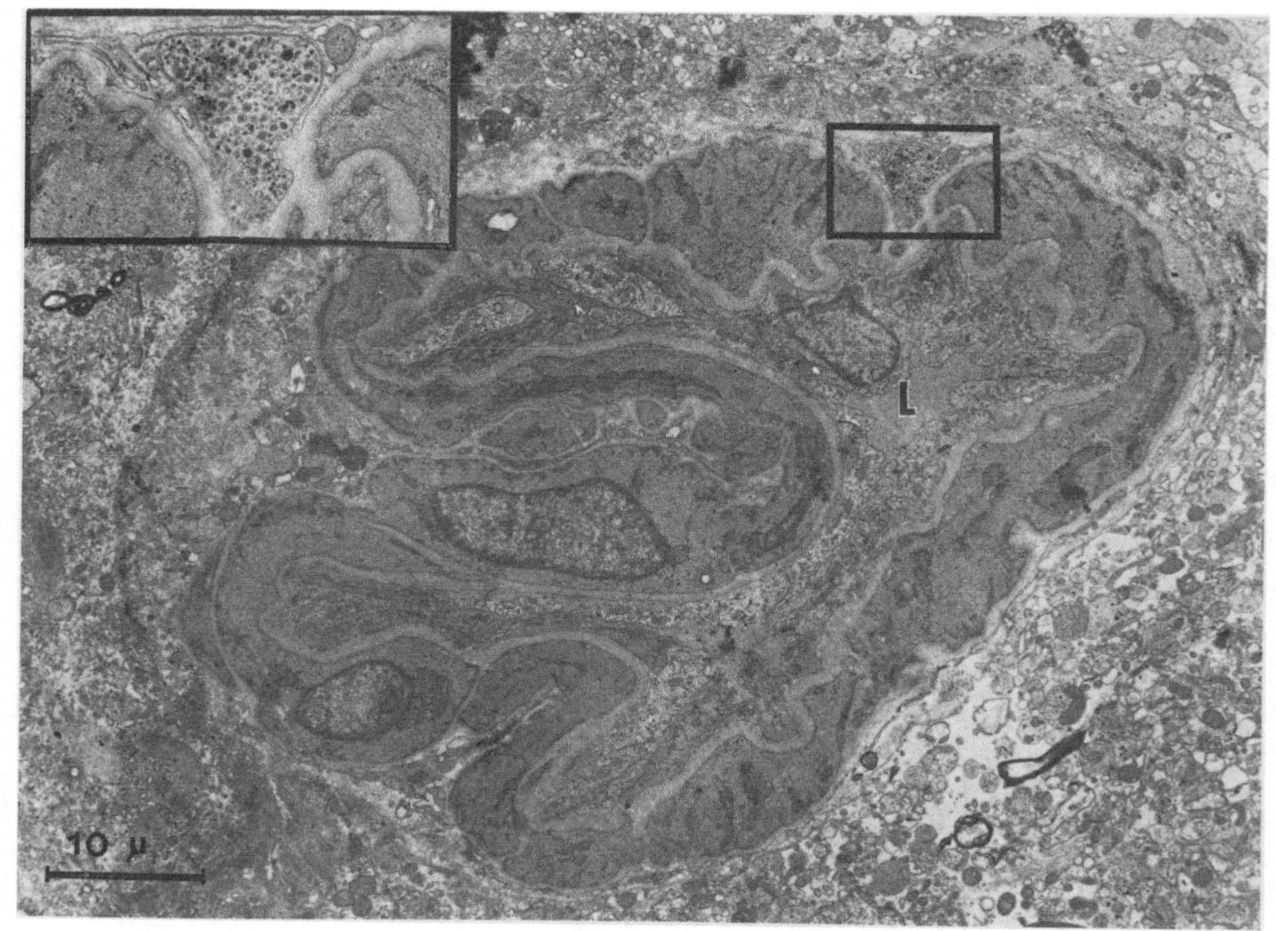

Abb. 7. Parietalrinde einer Katze nach 5-stündiger Hyperventilation und hochgradiger Alkalose. Spasti-sche Konstriktion. Im Einsatz Varikosität eines perivaskulären Nervens mit zahlreichen Bläschen unter-schiedlich dichten Inhaltes

Eine genaue Prüfung der Innervation der intrazerebralen Gefäße und der
arachnoidalen Membranen zeigen Strukturen, die wohl afferenten Axonen
entsprechen. Innerhalb des arachnoidalen Maschenwerkes sind zahlreiche
Nervenbündel umgeben von Schwann'schen Zellen, die weit entfernt von
jeglichen Gefäßen liegen. Die Annahme, daß es sich um Nervenbündel
handelt, die zu den meningealen Gefäßen laufen um sie zu innervieren,
ist wenig wahrscheinlich, weil man in diesen Bündeln nackte Axone findet, die immer in einer Tasche des subarachnoidalen Zellprozesses ohne
Kontakt mit den Gefäßen liegen (Abb. 8). Diese Axone können keine efferenten Axone sein, weil abgesehen von den Gefäßen innerhalb der Meningen keine kontraktile Elemente vorhanden sind. Das Vorkommen solcher Axone ist nicht auf den subarachnoidalen Raum beschränkt. Im adventitiellen Raum der intrazerebralen Gefäße gibt es axonale Bündel,
die anders als die normalen neuromuskulären Nervenendigungen durch
eine adventitielle Zelle von der muskulären Zellschicht getrennt werden (Abb. 9). Dies macht es ziemlich unwahrscheinlich, daß diese Axone
efferente Fasern sind. Wir müssen einräumen, daß diese Nervenfasern,
von denen wir annehmen, daß es sich um Rezeptororgane handelt, eine
ziemlich uncharakteristische Erscheinung sind. BISCOE (3) stellte die
Hypothese auf, daß im karotiden Körper kleine Nervenendigungen als
Chemorezeptoren fungieren könnten. Weitere Untersuchungen sind notwendig, um alle Zweifel zu beseitigen, ob unsere Hypothese über diese
Nervenstrukturen korrekt ist.

Nervenzellen in den Leptomeningen

Widersprüchliche Ergebnisse von Versuchen mit sympathischer Denervation des Gehirns waren ein Grund, um einen sympathischen nervösen Einfluß auf die zerebrale Blutzirkulation zu verneinen. OWMAN et al. (32)
haben zwei Erklärungen für diese widersprüchlichen Resultate gegeben.
Einerseits wurde nur wenig beachtet, ob die Denervation an den präganglionären oder postganglionären sympathischen Nerven durchgeführt
wurde. Andererseits wurde der Effekt von chirurgischen Eingriffen an
den sympathischen Nerven innerhalb unterschiedlich großer Zeiträume
analysiert. Somit blieben sowohl die degenerative Freisetzung von
Übertragungssubstanzen als auch die Übersensitivitätsdenervation der
vaskulären Rezeptoren unberücksichtigt.

Es gibt noch einen weiteren Befund, der uns zwingt, die Fragestellung
und die Hypothese über die neurogene Kontrolle der zerebralen Durchblutung zu revidieren.

Bei Routineuntersuchungen von menschlichem Autopsiematerial wurden
arachnoidale Nervenzellen wiederholt gesehen (Abb. 10). STÖHR (44)
hatte über dieses Thema schon vor mehr als 40 Jahren berichtet und
die Frage erhob sich, ob sie das Resultat einer Verschleppung aus dem
Gehirn beim Schneiden der histologischen Blöcke oder der Beweis einer
echten Innervation sind (42).

Um diese Frage zu beantworten und einen möglichen Artefakt durch das
Schneiden zu verhindern, wurden bei 30 Autopsiefällen leptomeningeale
Häutchen von der Gehirnoberfläche abgezogen und mit Methylenblau und
nach der Bielschowsky-Methode gefärbt.

Untersucht wurden Patienten aller Altersgruppen vom Neugeborenen bis
zum 70jährigen. Die leptomeningealen Präparate der zerebralen Hemi-
sphäre stammten aus Scheitel-, Stirn- und Okzipitallappen. In allen
Fällen wurden Nervenzellen teilweise um Arterien und Venen, teilweise
freiliegend in den Meningen gefunden (Abb. 11). Die Zellen waren weitaus zahlreicher in Kindergehirnen, niemals wurden sie aber auch in äl-
teren Patienten vermißt. Sie waren sehr häufig in den Sulci der Gehirn-
windungen.

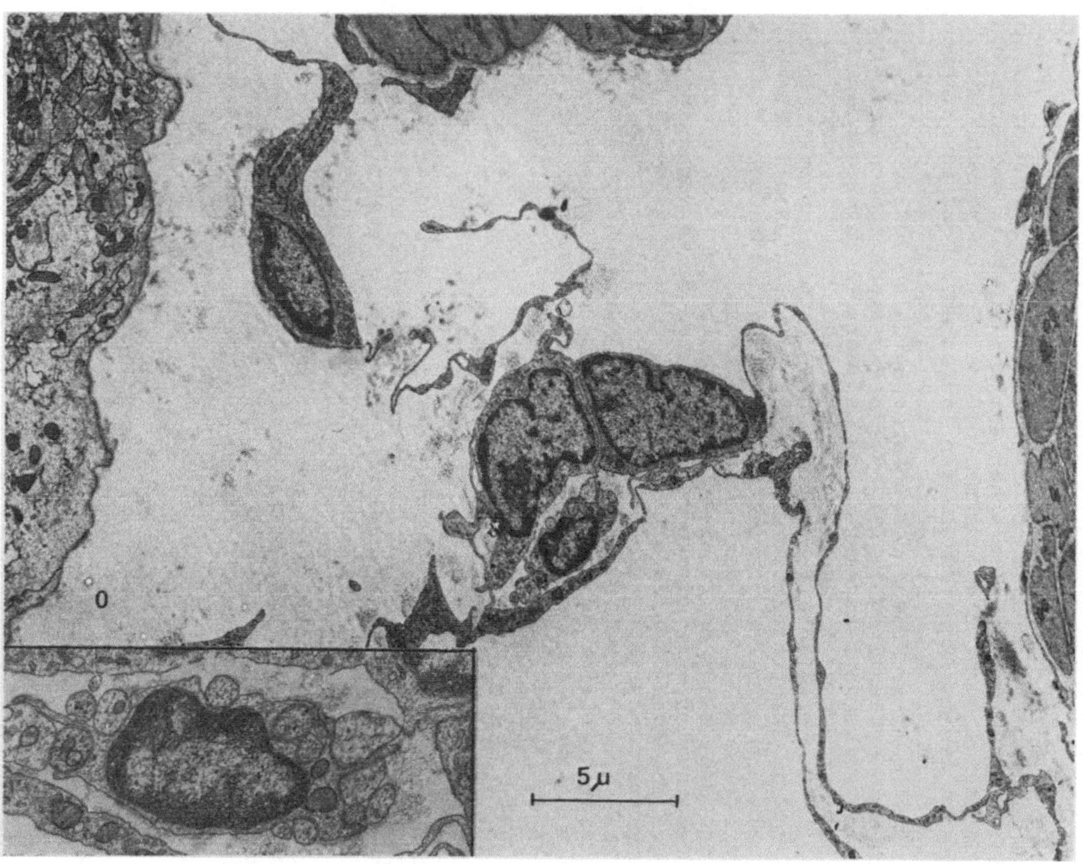

Abb. 8. Meningen des Parietalhirns der Katze. Nervenbündel eingeschlossen durch Fortsätze der arachnoidalen Zellen in weiterer Umgebung der nächstliegenden Gefäße. Die einzelnen Axone sind nur z. T. von dem Zytoplasma der Schwann'schen Zellen umgeben

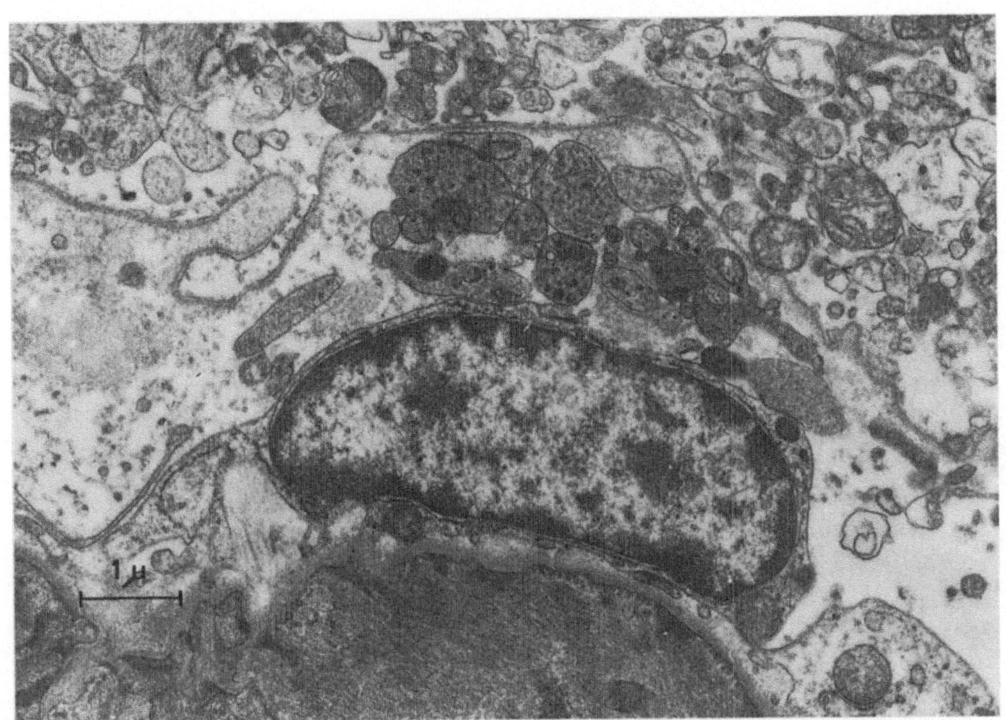

Abb. 9. Bündel von Axonen im perivaskulären Raum einer Arteriole. Sie werden von keinen Schwann'schen Zellen umhüllt und sind von den Muskelzellen der Mediaschicht durch eine Adventitiazelle getrennt

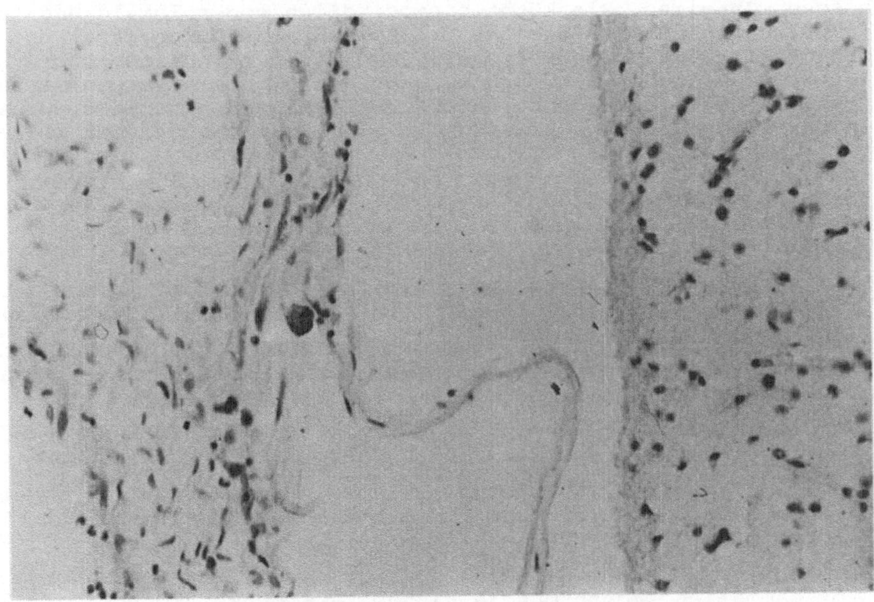

Abb. 10. Nervenzellen im subarachnoidalen Raum des parietalen Gehirns beim Menschen. Färbung nach Nissl; x 280

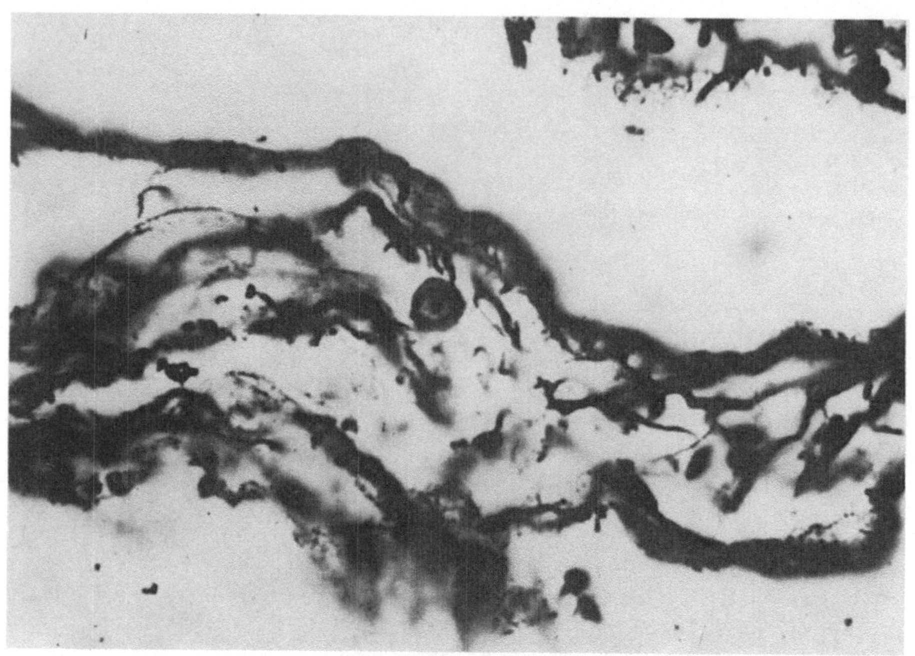

<u>Abb. 11.</u> Nervenzelle in einem Häutchenpräparat von den Meningen des
menschlichen Gehirns. Silberimprägnation nach Bieschowsky; x 400

Die Nervenzellen der Leptomeningen im menschlichen Gehirn könnten eine
wichtige Rolle als Teil der autonomen Regulation der Hirndurchblutung
spielen. Wahrscheinlich sind sie weitgehend unabhängig von den sympathischen Ganglien. Sie könnten empfindlich gegen lokale und regionale
Veränderungen der Meningen (z.B. Tumoren, Blutungen etc.) und verantwortlich für die feine regionale Regulation der Hirndurchblutung sein
(<u>43</u>). Viele dieser Widersprüche in den Ergebnissen experimenteller
Sympathektomien, die bisher nicht befriedigend abgeklärt wurden, könnten durch eine bessere Einsicht in die Funktionen dieser Zellen geklärt werden.

Literatur

1 ALLCOCK JM (1966) Arterial spasm in subarachnoid hemorrhage. A clinical and experimental study. Acta Radiol (Diag) (Stockholm) 5: 73-73

2 ARUTIUNOW AI, BARON MA, MAJOROWA NA (1970) Experimental and clinical
  study of the development of spasms of cerebral arteries related to
  subarachnoidal hemorrhage. J Neurosurg 32: 617-625

3 BISCOE JT (1974) Arterial chemoreceptors. In: HUBBARD J (ed) The
  peripheral nervous system. Plenum Press, New York, London, pp 487-505

4 BURNSTOCK G (1970) Structure of smooth muscle and its innervation.
  In: BÜLBRING E et al (eds) Smooth Muscle. Edw Arnold Publ Lts,
  London, pp 1-69

5 CAESAR R, EDWARDS GA, RUSKA H (1957) Architecture of Nerve Supply
  of mammalian smooth muscle tissue. J Biophys Biochem Cytol 3: 867-878

6 CERVÓS-NAVARRO J, MATAKAS F (1974) Electron microscopic evidence for innervation of intracerebral arterioles in the cat. Neurology (Minneap) 24: 282-286

7 CERVÓS-NAVARRO J, MATAKAS F, ROGGENDORF W, CHRISTMANN U (1978) Ultrastructure of cerebral spastic arterial vessels. Neuropath Applied Neurobiol: in press

8 CROMPTON MR (1964) Cere-ral Infarction following the rupture of cerebral berry aneurysms. Brain 87: 263-280

9 DAHL E (1973) The fine structure of intracerebral vessels. Z Zellforsch 145: 577

10 DAHL E (1976) Microscopic observations on cerebral arteries. In: CERVÓS-NAVARRO J, BETZ E, MATAKAS F, WÜLLENWEBER R (eds) Raven Press, New York, p 15

11 DRESZER R, SCHOLZ W (1939) Experimentelle Untersuchungen zur Frage der Hirndurchblutungsstörungen beim generalisierten Krampf. Z Ges Neurol Psychiat 164: 140

12 ECHLIN FA (1942) Vaspspasm and focal cerebral ischemia. Arch Neurol Psychiat 47: 77-96

13 ECHLIN FA (1965) Spasm of the basilar and vertebral arteries caused by experimental subarachnoidal hemorrhage. J Neurosurg 23: 1-11

14 EDVINSSON L, OWMAN CH (1976) Amine receptors in brain vessels. In: CERVÓS-NAVARRO J et al (eds) The Cerebral Vessel Wall. Raven, New York, pp 197-206

15 FALCK B, MCHEDLISHVILL GI, OWMAN CH (1965) Histochemical demonstration of adrenergic nerves in cortex pia of rabbit. Acta Pharmacol Toxicol 23: 133-142

16 FALCK B, NIELSEN KC, OWMAN CH (1968) Adrenergic innervation of the pial circulation. Scan J Clin Lab Invest 102: 96-98

17 FOLKOW B (1956) Structural, myogenic, humoral and nervous factors contrölling peripheral resistance. In: Hypotensive Drugs. Pergamon, London

18 HAGEN E (1955) Mikroskopische Beobachtungen über die Innervation der Gefäße in der Substanz des menschlichen Zwischenhirns und in der Pia mater. Z Anat Entwicklungsgesch 118: 223-235

19 HAGEN E, WITTKOWSKI W (1969) Licht- und elektronenmikroskopische Untersuchungen zur Innervation der Piagefäße. Z Zellforsch 95: 429-444

20 HARPER AM, DESHMUKH VD, ROWAN JO et al (1972) The influence of sympathetic nervous activity on cerebral blood flow. Arch Neurol 27: 1-6

21 HUNTER W (1900) Presence of nerve fibers in cerebral vessels. J Physiol 26: 465

22 IWAYAMA T, FURNESS JB, BURNSTOCK G (1970) Dual adrenergic and cholinergic innervation of the cerebral arteries in the rat. An ultrastructural study. Circulat Res 26: 635-546

23 KAWAMURA J, RENNELS W, NELSON E (1972) The Innervation of intracerebral arteries in the human brain. An electronmicroscopic study. AMNA 97: 15-17

24 KÖLLIKER A (1899) Hüllen und Gefäße des zentralen Nervensystems. In: Handbuch der Gewebelehre des Menschen, 2. Aufl, S 831-836

25 LAZORTHES C (1961) Vascularisation et circulation cerebrales. Masson, Paris

26 LENDE RA (1967) Local spasm in cerebral arteries. J Neurosurg 17: 90-113

27 MATAKAS F, EIBS G, CUYPERS J (1975) Effect of systematic arterial blood pressure on cerebral blood flow in intracranial hypertension. J Neurol, Neurosurg Psychiat 38: 1206-1210

28 MATAKAS F, CERVÓS-NAVARRO J, ROGGENDORF W (1976) Local differences in innervation of cerebral vessels and their relationship to vessels reaction. In: CERVÓS-NAVARRO J, BETZ E, MATAKAS F, WÜLLENWEBER R (eds) Raven, New York, pp 191-196

29 NELSON E, RENNELS M (1970) Innervation of intracranial arteries. Brain 93: 475-490

30 NIELSEN KC, OWMAN CH (1967) Adrenergic innervation of pial arteries related to the circle of Willis in the cat. Brain Res 6: 773-776

31 NIELSEN KC, OWMAN CH, SPORRONG B (1971) Systematic nervous control of the pial arteries. Tyramine-induced contraction of the isolated middle cerebral artery in the cat. In: ROSS RUSSEL RW (ed) Brain and Blood Flow. Pitman Medical and Scientific Publ, London

32 OWMAN CH, EDVINSSON L, NIELSEN KC (1974) Autonomic neuroreceptors in brain vessels. Blood Vessel 11: 2-31

33 PENFIELD W (1932) Intracerebral vascular nerves. Arch Neurol 27: 30-44

34 PLETCHKOVA EK, MCHEDLISHVILI GI, LAVRENTIEVA NB, NIKOLAIVILI LK (1969) On the cholinergic mechanism responsible for the functional delatation of the arteries supplying the cerebral cortex. In: MCHEDLISHVILI, Correlation of Blood Supply with Metabolism and Function. Metsniereba, Tbilsi, pp 172-179

35 RHODIN JAG (1967) The ultrastructure of mammilian arterioles and precapillary sphincters. J Ultrastruc Res 18: 181-223

36 RODBARD S (1971) Capillary control of blood flow and fluid exchange. Circ Res 28, Suppl 1:51

37 ROGGENDORF W, CERVÓS-NAVARRO J (1977) Ultrastructure of intracerebral arterioles in the cat. Cell and Tissue Res 178: 495-515

38 ROSENBLUM WI (1976) Some physiologic properties of nerves in the adventitia of cerebral blood vessels as revealed by fluorescence microscopy. In: CERVÓS-NAVARRO J et al (eds) The Cerebral Vessel Wall. Raven Press, New York, pp 183-189

39 SAGAWA K, ROSS J, GUYTON A (1961) Quantitation of cerebral ischemic pressure response in dogs. Amer J Physiol 200: 1164-1168

40 SATO A (1966) An electron microscopic study on the innervation of the intracranial artery of the rat. Amer J Anat 118: 873-890

41 SCHNECK SA, KRICHEFF II (1964) Intracranial aneurysm rupture, vasospasm, and Infarction. Arch Neurol 11: 668-680

42 SCHULTZ A, KNIBBE HJ (1952) Die Erkenntnisse über die normale und pathologische Histologie der weichen Hirnhäute durch die Untersuchung in Häutchenpräparaten, I. u. II. Frankf Z Path 63: 455-471

43 SEYLAZ J, AUBINEAU R, EDVINSSON L, MAMO H, NIELSEN KC, OWMAN CH, SERCOMBE P (1975) Regional differences in beta-adrenergic innervation. In: LANGFITT THW (ed) Cerebral Circulation and Metabolism. Springer, New York Heidelberg Berlin, pp 454-458

44 STÖHR PH Jr (1938) Die mikroskopische Innervation der Blutgefäße. Erg Anat 32: 1-62

Funktionelle Organisation eines gemeinsamen Hirnstammsystems für Kreislauf, Atmung und allgemeine Aktivitätssteuerung

P. Langhorst, G. Schulz, M. Lambertz und B. Krienke

Arbeitsgruppe Integrative Hirnstammphysiologie, Institut für Physiologie, Freie Universität Berlin, Arnimallee 22, D-1000 Berlin 19

Die Vorstellungen über die funktionelle Organisation der zentralnervösen Strukturen, über die Herz und Gefäße reguliert werden, wurden durch die Zentrenlehre stark beeinflußt. In der zweiten Hälfte des 19. Jahrhunderts wurden Experimente mit dem Ziel gemacht, definierte Kontrollfunktionen in umschriebenen Hirnarealen zu lokalisieren (<u>7</u>, <u>45</u>). In dieser Zeit wurden auch erste systematische Untersuchungen zur Lokalisation der Kreislaufzentren von DITTMAR (<u>10</u>) und OWSJANNIKOW (<u>49</u>) durchgeführt. Mit der gleichen Durchschneidungstechnik, mit der 60 Jahre vorher LE GALLOIS (<u>42</u>) die Lokalisation der Atemzentren in der Medulla oblongata beschrieben hat, fand OWSJANNIKOW Hinweise dafür, daß von denselben Strukturen des unteren Hirnstamms die nervöse Beeinflussung von Herz und Gefäßen ausgeht. Er sah, daß der Blutdruck bei einem Schnitt durch den Hirnstamm in der Mitte des Pons unbeeinflußt blieb. Legte er weitere Schnitte nach kaudal durch den Hirnstamm, dann fiel der Blutdruck ab und erreichte den niedrigsten Wert, wenn die Schnittebene einige Millimeter rostral des Obex lagen.

Die besondere Bedeutung dieses Teils der Medulla oblongata für die Kreislauf- und Atemsteuerung ist bis heute nicht umstritten, auch wenn es sich gezeigt hat, daß von höheren Strukturen des Zentralnervensystems Atmung und Kreislauf beeinflußt werden können (<u>21</u>,<u>28</u>,<u>31</u>,<u>32</u>,<u>56</u>).

Eine genauere Lokalisation der Neurone, die zu den Kreislaufzentren gerechnet werden können, wurde mit der Methode der elektrischen Hirnreizungen versucht. Die ersten Berichte über solche Versuche stammen von RANSON und BILLINGSLEY (<u>50</u>) und MILLER und BOWMAN (<u>47</u>) aus dem Jahre 1916. Eine genaue Lokalisation der Kreislaufzentren ist mit der Technik der elektrischen Hirnreizung nicht gelungen. Das ist sicher, wie schon von SCOTT und ROBERTS 1923 (<u>53</u>) diskutiert wird, mitbegründet durch die Tatsache, daß man bei elektrischen Reizen in der besonderen morphologischen Struktur der Formatio reticularis (<u>8</u>,<u>52</u>,<u>59</u>,<u>60</u>) nicht weiß, ob die Reizeffekte durch die Erregung von Nervenzellen, aufsteigender oder absteigender Axone oder Dendriten bedingt sind. Die Reaktion, die man durch örtliche Reizung auslösen kann, bedeutet deshalb nicht unbedingt, daß an dieser Stelle die entsprechenden Zentren lokalisiert sind. Eine Unterscheidung zwischen kardiovaskulären und respiratorischen Neuronen war auch deshalb nicht möglich, weil durch die elektrische Reizung in der Formatio reticularis des unteren Hirnstammes regelmäßig gleichzeitig Atmung und Kreislauf beeinflußt werden (<u>31</u>,<u>35</u>,<u>36</u>).

In demselben morphologischen Substrat wurde dann auch das aszendierende retikuläre aktivierende System (ARAS) lokalisiert, von dem Muskeltonus, Muskelreflexe, die Übertragung sensorischer und vegetativer Afferenzen und der Aktivitätszustand des Cortex beeinflußt werden können (<u>15</u>,<u>16</u>,<u>19</u>,<u>39</u>,<u>44</u>,<u>48</u>).

Mit Hilfe von Mikroableitungen der Aktivität einzelner Neurone aus
diesen Strukturen hat man versucht, Informationen zu gewinnen, durch
die eine Einteilung in kardiovaskuläre oder respiratorische oder allgemein aktivitätssteuernde Neurone möglich wird. Dazu müssen Kriterien
gefunden werden, mit denen solche Neurone klassifiziert werden können
(31,36).

Die Neurone einiger umschriebener Kerngruppen kann man eindeutig durch
Entladungsmuster und afferente Beziehungen als kardiovaskuläre Neurone
identifizieren. Im dorsomedialen Teil des Nucleus tractus solitarii
liegen Zellen, die in pulsrhythmischen Salven mit fester zeitlicher
Beziehung zur R-Zacke des EKGs entladen (17,26,30,39,55,58,61). In diesem Kerngebiet, das identisch ist mit dem Depressorpunkt (53), liegt
die erste Umschaltstelle der pressorezeptorischen Afferenzen. Elektrische Reizung an dieser Stelle führt schon nach einem schwachen Ein-
zelreiz zu einem Blutdruckabfall und zu einer Bradykardie (27,35,36).

Eine zweite Gruppe von Nervenzellanhäufungen liegt in den inspirato-
rischen und expiratorischen Prädilektionsgebieten in der Medulla oblongata. Die Entladungsmuster dieser Neurone sind Salven mit fester
Beziehung zum Atemzyklus und deutlichen Pausen zwischen den Salven
(2,14,41). Elektrische Reizung dieser Gebiete beeinflußt die Atmung
deutlich (1).

Bei diesen eben beschriebenen Neuronengruppen kann man von spezifischen kardiovaskulären und respiratorischen Neuronen sprechen (31,36).
Außerhalb dieser spezifischen Neuronenpopulationen liegen Nervenzellen
in der Formatio reticularis des unteren Hirnstamms, die sich weder
durch ihre Afferenzspektren noch durch ihre spontanen Entladungsmuster in kreislaufsteuernde Neurone, respiratorische Neurone und Neurone des ARAS einteilen lassen (20,27,31,35,36,40). Eine Unterteilung
der Formatio reticularis des unteren Hirnstammes in Kreislaufzentren,
Atemzentren und das ARAS erscheint deshalb nicht sinnvoll.

Neben der Vorstellung, daß bestimmte Funktionen in Zentren lokalisiert
sind, wird auch diskutiert, daß Neurone, die für bestimmte Leistungen
verantwortlich sind, in einem Bereich verteilt und vermischt sind mit
Neuronen, die eine andere regulatorische Leistung kontrollieren. Auf
diese Weise ist eine enge Beziehung zwischen beiden Funktionssystemen
möglich (11). HERING (18) folgerte 1869 aus der Beobachtung der Blutdruckwellen, daß eine enge Beziehung zwischen "Atemzentren" und "Kreislaufzentren" besteht. BOOTHBY (6) diskutiert ein gemeinsames "Zentrum"
für Atem- und Kreislaufsteuerung. HESS (20) schließt aus Reizexperi-
menten, daß eine gemeinsame Hirnstammasse für die Steuerung von Kreislauf und Atmung existiert. Diese Hypothese wird von KOEPCHEN (26,27)
gestützt.

Neurone der Formatio reticularis, dem morphologischen Substrat der
Hirnstammasse, neigen besonders zu rhythmischen Entladungen (12,24,
27,34,38). Bei Langzeitbeobachtungen und Analysen retikulärer Entladungsmuster sieht man besonders häufig folgende vier Rhythmen:
1. Atemrhythmus, 2. Rhythmen, die dem Atemrhythmus ähnlich sind,
aber nicht identisch mit diesem sind, 3. Pulsrhythmus, 4. ein Rhythmus, der dem Delta-Theta-Rhythmus des EEGs entspricht.

Weil diese vier Rhythmen charakteristisch für das Entladungsmuster
retikulärer Neurone sind, kann man sagen, daß diese retikulären Neurone durch solche Rhythmen markiert sind. Wenn man also nachweisen
kann, daß gleiche Rhythmen in den Aktivitäten peripherer oder zentraler Erfolgsorgane auftreten, kann man das als Hinweis für die nervöse
Beziehung zwischen retikulären Neuronen und den entsprechenden Systemen

ansehen. Mit diesen Befunden soll die Frage der Spezifität retikulärer Neurone erörtert werden, weil man die Spezifität am sinnvollsten
nach den efferenten Beziehungen definiert (31).

<u>Methode</u>

Die Versuche wurden an Hunden in Chloralose-Urethan-Narkose durchgeführt. Die Präparations- und Ableittechnik haben wir früher ausführ-
lich beschrieben (34).

In den Versuchen wurde die Aktivität von Neuronen der Formation reticularis, des Nucleus tractus solitarii und des dorsalen Vaguskernes
extrazellulär abgeleitet und zusammen mit Blutdruck, Interpleural-
druck (als Maß für die Atmung), EKG, EEG in beidseits parietookzipi-
taler Ableitung, der Massenaktivität des Nervus phrenicus und der
Massenaktivität eines Astes des zum Nierenhilus ziehenden Nierensympathikus auf einen Schwarzer-Polygraph registriert und auf Magnet-
band gespeichert. Die neuronalen Aktivitäten wurden zuvor bandpass-
gefiltert (0,1...10kHz) und elektrisch verstärkt.

Zur weiteren Verarbeitung und Auswertung der gewonnenen Daten mit
einem PDP-15 Computer mußten die Daten zunächst in eine digitale Form
gebracht und in reduzierter Form zwischengespeichert werden. Bei der
Digitalisierung der Daten wählten wir zwischen zwei verschiedenen
Formen:

1. War der zeitliche Verlauf eines Signals für die spätere Auswertung
   von Bedeutung, z.B. bei Blutdruck, EEG oder neuronaler Massenaktivität, so wurde das Signal mit einer vorgegebenen Rate (z.B. 50 Hz)
   abgetastet und die so gewonnenen diskreten Amplitudenwerte registriert. Mit der Wahl der Abtastfrequenz legt man fest, welche
   Frequenzanteile des Signals maximal erfaßt werden (Abtasttheorem
   von Shannon). Dabei wurde darauf geachtet, daß diejenigen Frequenzanteile des Signals, die durch die vorgegebene Abtastfrequenz nicht
   mehr zweifelsfrei zu erfassen waren, zuvor durch entsprechende
   Filterung unterdrückt wurden. Damit vermeidet man, daß diese Signalanteile bei einer Darstellung im Frequenzbereich (siehe Beschrei-
   bung der Powerspekten) fälschlicherweise in einem niedrigeren Frequenzbereich dargestellt werden (aliasing), was zu Fehlinterpreta-
   tionen führen kann (3,4).

2. War für die weitere Verarbeitung eines Signals nur der Zeitpunkt
   seines Erscheinens von Bedeutung, wie zum Beispiel bei der R-Zacke
   des EKG's, Beginn der Inspiration oder neuronalen Aktionspotentia-
   len, so wurden die Zeitpunkte ihres Auftretens bis auf 1 msec genau
   bestimmt und registriert.

Die reduzierten Daten wurden für die Berechnung von Post-Event-Time-
Histogrammen, Auto- und Kreuzkovarianzfunktionen und Powerspektren
verwendet.

Post-Event-Time-Histogramme geben die Häufigkeit und die zeitliche
Latenz von Ereignissen (z.B. neuronale Entladungen) in bezug auf ein
verwendetes Triggersignal (z.B. R-Zacke des EKG's oder Inspirations-
beginn) an.

So läßt sich mit einem R-Zacken-getriggerten PET-Histogramm einer neuronalen Aktivität feststellen, ob diese im Herzrhythmus schwankt; mit
einem inspiratorisch getriggerten PET-Histogramm lassen sich respiratorische Schwankungen feststellen.

Will man rhythmische Anteile in einem Signal nachweisen, zu denen man
kein diskretes Bezugsereignis gewinnen kann, z.B. EEG, so empfiehlt
sich die Berechnung der zeitsequentiellen Kreuzkovarianzfunktionen
und deren Fouriertransformierten, den spektralen Leistungsdichtefunktionen (Powerspektren).

Kovarianzfunktionen

Zur Beurteilung, ob zwei Signale x(t) und y(t) gemeinsame Arbeit besitzen, berechnet man ihre Kreuzkorrelationsfunktion

$$\phi_{xy}(\tau) = \lim_{T\to\infty} \frac{1}{T} \int_0^T x(t) \cdot y(t+\tau)\, dt.$$

Sie ist der zeitliche Mittelwert aller Produkte von Funktionswerten
der Signale x(t) und y(t), die um die Verschiebungszeit τ auseinander-
liegen. Ein Maximum der Funktion $\phi_{xy}(\tau)$ zu einer konkreten Verschiebungszeit $\tau = \tau_i$ gibt an, daß die Signale x(t) und y(t) mit einer zeitlichen Verzögerung von τ_i maximal übereinstimmen, das heißt mit Hilfe
der Korrelationsfunktion lassen sich Aussagen über gemeinsame Signalanteile bei x(t) und y(t) und über deren zeitliche Beziehung zueinan-
der machen (Latenzen). Übereinstimmende rhythmische Anteile von x(t)
und y(t) erscheinen also mit gleichen Frequenzen in der Korrelationsfunktion und können aus ihr nach Frequenz und Phasenlage bestimmt
werden.

Sind die Signale x(t) und y(t) identisch, so errechnet man nach der
gleichen Vorschrift die Autokorrelationsfunktion. Sie hat in jedem
Fall ihr Maximum bei der Verschiebungszeit $\tau=0$ und symmetrisch zur
Ordinate (gerade Funktion).

Vermindert man die Korrelationsfunktionen um ihren Erwartungswert
(Mittelwert), so erhält man die Kovarianzfunktionen.

Powerspektren

Enthalten die Signale x(t) und y(t) mehrere gemeinsame Anteile unterschiedlicher Frequenzen und Phasenbeziehungen, so lassen sich diese
häufig nicht mehr mit Hilfe der Kovarianzfunktionen bestimmen. Besser
lassen sich solche unterschiedlichen Frequenzanteile mit Hilfe der
spektralen Leistungsdichtefunktionen oder Powerspektren im Frequenzbereich unterscheiden. Die vorkommenden Frequenzen werden entsprechend
ihrer Intensität als mehr oder weniger große Peaks über der Frequenz
ν aufgetragen. Peaks an übereinstimmenden Stellen ν_i der Powerspektren
der Signale x(t) und y(t) sowie des Kreuzpowerspektrums beider Signale
zeigen, daß x(t) und y(t) Signalanteile mit den Frequenzen ν_i enthalten und dementsprechend korreliert sind. Die Powerspektren werden mit
Hilfe der Fouriertransformation aus den Kovarianzfunktionen berechnet
(z.B. $S_{xy}(\nu) = \frac{1}{T} \int_{-\infty}^{+\infty} \phi_{xy}(\tau) \cdot e^{-j2\pi\nu\tau}\, d\tau$).

Das Kreuzpowerspektrum $S_{xy}(\nu)$ ist eine komplexe Funktion, aus der Betrag und Phasenlage der vorkommenden Frequenzen bestimmt werden können.
Da bei den vorliegenden Untersuchungen nur die vorkommende Rhythmizi-
täten in den Kovarianzfunktionen interessieren, wird im allgemeinen
nur der Betrag $|S_{xy}(\nu)|$ verwendet.
Das Autopowerspektrum ist nicht komplex, sondern eine reelle Funktion
der Frequenz ν.
In Abb. 1 werden einige Beispiele für Signalverläufe und ihre Autokovarianzfunktionen und Powerspektren angegeben.

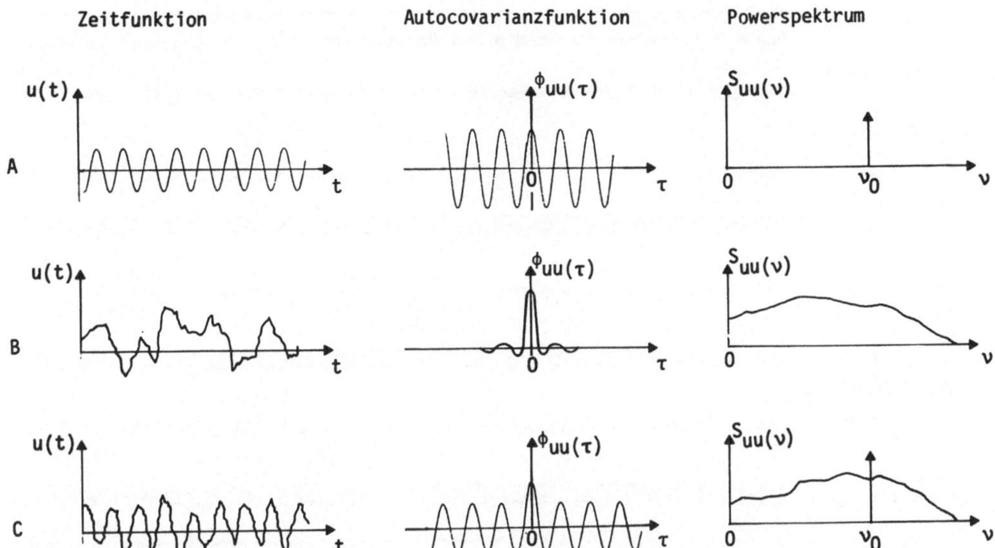

__Abb. 1A-C.__ Drei Beispiele für Zeitfunktionsverläufe und ihre Autokovarianzfunktionen und Powerspektren. __A__ Sinusförmige Spannung: die Autokovarianzfunktion zeigt den gleichen rhythmischen Verlauf wie die Zeitfunktion; das zugehörige Powerspektrum enthält nur einen Peak bei der Frequenz ν_0 des sinusförmigen Signals. __B__ Breitbandige Rauschspannung: Die Autokovarianzfunktion hat nur ein Maximum bei $\tau=0$; das Powerspektrum zeigt keine bevorzugt vorkommenden Frequenzanteile. __C__ Verrauschte sinusförmige Spannung: Die Autokovarianz gibt sowohl den rhythmischen als auch den Rauschanteil wieder (erhöhtes Maximum bei $\tau=0$, Kombination von __A__ und __B__); das Powerspektrum enthält sowohl einen ausgeprägten Peak bei der Frequenz ν_0 des sinusförmigen Signalanteiles als auch alle vorkommenden Frequenzen des Rauschanteils

Ergebnisse

Beobachtet man die Spontanaktivität retikulärer Neurone über einen längeren Zeitraum, sieht man einen häufigen Wechsel zwischen Phasen tonischer Entladung und Abschnitte, in denen die neuronale Aktivität rhythmisch gruppiert ist. Ein typisches Beispiel ist in Abb. 2 dargestellt.

Die rhythmischen Gruppierungen der neuronalen Aktivitäten sind zur gleichen Zeit in den Frequenzkurven des Einzelneurons und der Mehrfachableitung zu erkennen. Die Periodendauer des Rhythmus ist bei beiden Aktivitäten gleich. Sie liegt zwischen 4 und 5 sec. Es besteht keine feste zeitliche Beziehung zwischen dem Beginn der Inspiration und dem Beginn der Zunahme der neuronalen Aktivität. Während die Neurone im Rhythmus mit einer Periodendauer von 4 - 5 sec entladen, ist der Synchronisationsgrad der EEG-Wellen vermehrt und das EEG hat einen gleichen Rhythmus. Auch der arterielle Blutdruck zeigt Schwankungen, mit der gleichen Periodendauer wie die neuronalen Aktivitäten.

Pulsrhythmische Entladungsmuster sind charakteristisch für Neurone der Formatio reticularis. Diese Muster können häufig nur durch Korrelationsanalysen deutlich gemacht werden. In Abb. 3 sind ein R-Zacken getriggertes Histogramm (rechte Bildhälfte) und ein Delta-Theta-Wellen

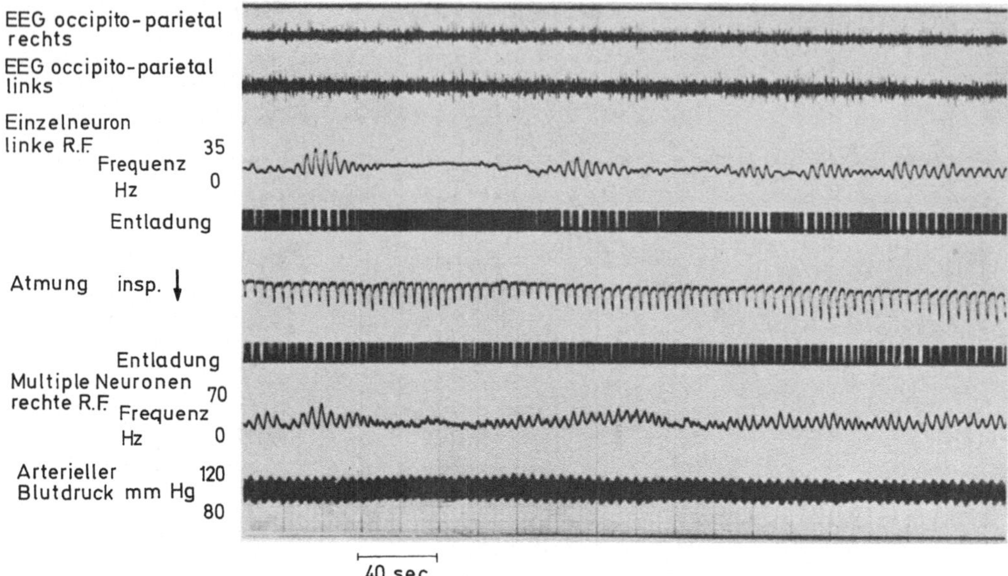

<u>Abb. 2.</u> Hund, Urethan-Chloralose-Narkose, extrazelluläre Ableitungen
der Aktivität eines Einzelneurons aus der rechten Hirnstammhälfte
und der Aktivität multipler Neurone aus der Formatio reticularis (R.F.)
der korrespondierenden linken Hirnstammhälfte. In beiden neuronalen
Aktivitäten sind rhythmisch Schwankungen mit Periodendauern von 4 - 5
sec zu sehen, die von tonischen Entladungsmustern unterbrochen werden.
In den Phasen der mehr tonischen neuronalen Entladungen sieht man eine
Zunahme von arteriellem Blutdruck und Herzfrequenz, während die Abnahme des Synchronisationsgrades des EEG's nicht so deutlich ausgeprägt ist. Es bestehen keine festen zeitlichen Beziehungen zwischen
Beginn der Inspiration und dem Beginn der neuronalen Aktivitäten (<u>11</u>)

getriggertes Histogramm ein und desselben Abschnittes der Spontanaktivität eines retikulären Neurons abgebildet. Durch die beiden Histogram-
me wird deutlich, daß das Neuron gleichzeitig pulsrhythmisch Aktivitätsmuster und Delta-Theta-rhythmische Aktivitätsmuster hat. Eine Korrelation zwischen den R-Zacken des EKGs und den Delta-Theta-Wellen
konnte zu diesem Zeitpunkt nicht nachgewiesen werden.

Wenn solche Neurone eine bestimmte Bedeutung für den Sympathikustonus
haben, dann muß es auch möglich sein, diese beiden Rhythmen in der
efferenten Sympathikusaktivität nachzuweisen. Zum Nachweis der beiden
ähnlichen Rhythmen haben wir die Methode der Powerspektren benutzt.

Powerspektren von gleichzeitig registrierten postganglionären Sympa-
thikusaktivitäten, EEG-Wellen und R-Zacken des EKGs sind in Abb. 4
zusammengestellt. Man erkennt in dieser Abbildung eine genaue Übereinstimmung zwischen dem Peak des Powerspektrums der R-Zacken und
einem Peak im Powerspektrum der Sympathikusaktivität. Das zeigt, daß
die Sympathikusaktivität pulsrhythmisch gruppiert ist. Zusätzlich erkennt man eine genauso deutliche Übereinstimmung zwischen Peaks des
Powerspektrums der EEG-Wellen und Peaks des Powerspektrums der Sympathikusaktivität.

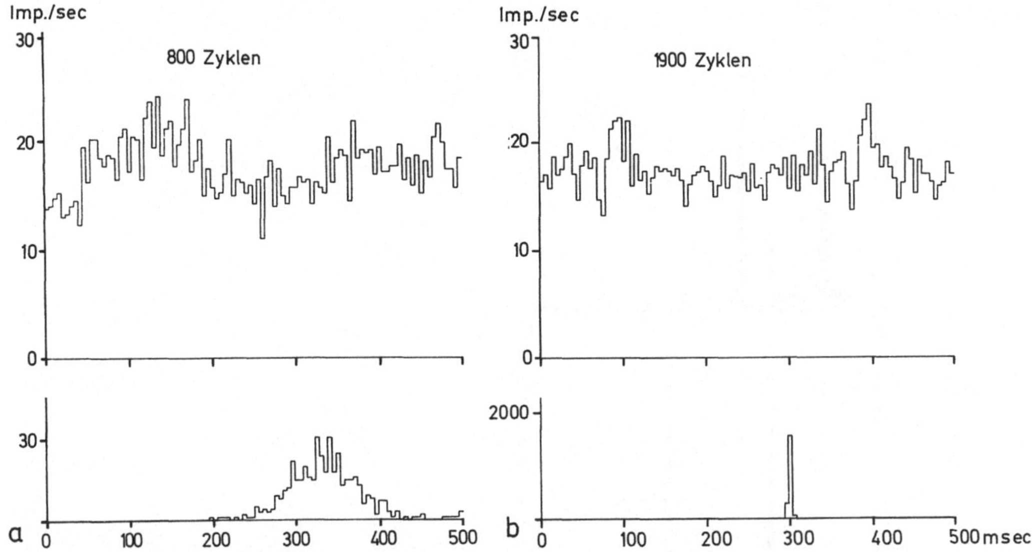

Abb. 3a,b. Hund, Urethan-Chloralose-Narkose, linke Bildhälfte EEG-getriggerte Post-Event-Time-Histogramme und Verteilung der Trigger-signale (a). Rechte Bildhälfte: R-Zacken-getriggerte Post-Event-Time-Histogramme und Verteilung der R-Zacken (b) von ein und demselben Teil der Spontanaktivität eines extrazellulär abgeleiteten retikulären Neurons (37)

Das beweist: die Sympathikusaktivität hat ein pulsrhythmisches und zusätzlich ein EEG-rhythmisches Muster. Man kann daraus die Folgerung ziehen, daß die postganglionäre sympathische Aktivität durch Neurone der Formatio reticularis des unteren Hirnstammes beeinflußt werden.
Auch in spezifischen exspiratorischen Neuronen läßt sich eine deutliche pulsrhythmische Frequenzmodulation zeigen. In Teil A der Abb. 5 erkennt man etwa 100 ms nach der R-Zacke des EKGs eine Abnahme der Entladungsfrequenz; der charakteristische Atemrhythmus der neuronalen Aktivität ist bei dieser Art der Auswertung nicht zu erkennen. Im Teil B sind die Powerspektren der Aktivität eines Filaments des efferenten Nervus phrenicus zusammen aufgetragen mit dem Powerspektrum der R-Zacken. Man erkennt übereinstimmende Peaks in den Powerspektren der Phrenikusaktivität und des EKGs, die Übereinstimmung wird durch das Kreuzpowerspektrum von Phrenikusaktivität und EKG noch deutlicher. Die von anderen Arbeitsgruppen beschriebenen Einflüsse der Pressorezeptoren auf typisch exspiratorische und inspiratorische Neurone bei experimenteller Steigerung der afferenten Aktivität von Pressorezeptoren kann auch bei spontaner Aktivität von typisch exspiratorischen Neuronen beobachtet werden (13,23,29). Der Pulsrhythmus in der efferenten Spontanaktivität eines Teils des N. phrenicus kann ebenso wie der Pulsrhythmus in der Spontanaktivität typisch exspiratorischer Neurone als Hinweis dafür gesehen werden, daß Einflüsse von Neuronen der Formatio reticularis auf beide Systeme bestehen.
Atemrhythmus und atemähnlicher Rhythmus können gleichzeitig in der Aktivität retikulärer Neurone vorkommen. Die Powerspektren des retikulären Neurons A und des retikulären Neurons B der Abb. 6 haben Peaks bei 0,399 Hz (Periodendauer 2,5 s). Diese Peaks entsprechen einem Peak im Powerspektrum des interpleuralen Druckes, also ein Hinweis auf atemrhythmische Aktivitätsmuster. Daneben haben die Powerspektren beider

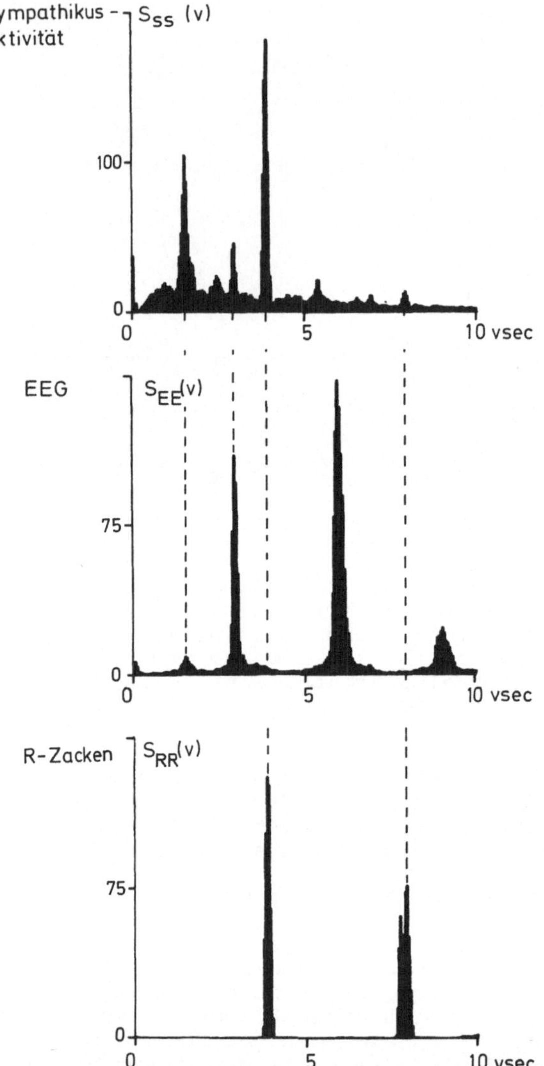

<u>Abb. 4</u>. Hund, Chloralose-Urethan-Narkose, Vagusnerven intakt, Sinus-
nerven durchschnitten. *Oberes Bild:* Powerspektren der postganglionären
Aktivität des Nierensympatikus. *Mittleres Bild:* Powerspektrum der
Delta-Theta-Wellen des EEGs. *Unteres Bild:* Powerspektrum der R-Zacken
des EKGs.
In dem Powerspektrum der postganglionären Aktivität des Nierensympathikus sieht man sowohl Peaks, die mit den Peaks des Powerspektrums
der R-Zacken des EKGs zusammentreffen, als auch Peaks, die mit den
Peaks im Powerspektrum des EEGs korrelieren

neuronaler Aktivitäten auch Peaks bei 0,18 Hz (Periodendauer 5,4 s).
Nur das Neuron A hat noch einen weiteren Peak bei 0,116 Hz (Periodendauer 8,5 s).

In dem Powerspektrum der efferenten Aktivität eines Astes des Nierensympathikus werden alle drei Peaks deutlich. Man erkennt in dem rechten Powerspektrum den Atemrhythmus bei O,399 Hz, dann den atemähnlichen
Rhyhtmus, den beide Retikularisneurone haben bei O,18 Hz und außerdem
noch den Rhythmus von O,116 Hz, der nur in der Aktivität des retikulären Neurons A nachgewiesen werden konnte.

Das pulsrhythmische Entladungsmuster in der efferenten Sympathikusaktivität erkennt man an dem Peak bei 2,35 Hz im linken Powerspektrum.
In dem linken Powerspektrum des arteriellen Blutdrucks sieht man ebenfalls einen Peak bei 2,35 Hz (Periodendauer O,425 s). Dieser Peak entspricht den Pulswellen. Das rechte Powerspektrum des arteriellen Blutdrucks, das der vergrößerte Teil des linken Powerspektrums ist, hat
einen Peak bei O,399 Hz. Dieser Peak entspricht dem Atemrhythmus. Der
Blutdruck spiegelt die Aktivität des efferenten Sympathikus nur in ge-
wissen Grenzen wider (54). Das gleichzeitige Auftreten von identischen
Rhythmen in der Aktivität retikulärer Neurone und in der Aktivität
des efferenten postganglionären Sympathikus ist ein weiterer Hinweis
dafür, daß spontane postganglionäre sympathische Aktivität durch retikuläre Neurone beeinflußt wird.

Das linke Powerspektrum der neuronalen Aktivität eines streng pulsrhythmisch entladenen Neurons aus dem dorsomedialen Teil des Nucleus
tractus solitarii hat einen Peak bei 2,35 Hz (Periodendauer O,425 s).
Dieser Peak entspricht den Pulswellen im arteriellen Blutdruck. Im
rechten Powerspektrum der Aktivität dieses Einzelneurons ist je ein
Peak bei O,116 Hz und O,18 Hz deutlich sichtbar. Diese Peaks entsprechen den Peaks in den Powerspektren der retikulären Neurone. Korre-
spondierende Peaks sind im arteriellen Druck nicht zu erkennen. Eine
Aktivierung der Pressorezeptoren durch Blutdruckwellen mit diesem
Rhythmus kann daher ausgeschlossen werden.

Das gleichzeitige Auftreten von Rhythmen in der Aktivität retikulärer
Neurone und der Aktivität eines spezifischen NTS Neurons ist ein weiterer Hinweis für den Einfluß retikulärer Neurone auf die Entladungsmuster von Neuronen des Nucleus tractus solitarii (33).

Zusammenfassung

In der Formatio reticularis des unteren Hirnstamms liegen sogenannte
kardiovaskuläre Neurone und respiratorische Neurone funktionell eng
gekoppelt und lokalisatorisch nicht trennbar zusammen mit Neuronen des
ARAS (11,12,31,35,36). Eine Einteilung in Neurone der "Kreislaufzentren",
der "Atemzentren" und des "ARAS" ist durch Untersuchungen der efferenten
Beziehungen solcher Neurone auch nicht möglich. Charakteristische Aktivitätsmuster retikulärer Neurone kann man zum Teil gleichzeitig in
vegetativen und somatischen Systemen beobachten (9,11,12,46). Die Befunde zeigen, daß in der Formatio reticularis ein gemeinsames Hirnstammsystem für die Kreislaufsteuerung, die Atemsteuerung und die allgemeine Aktivitätssteuerung existiert.

Der Einfluß der Neurone des gemeinsamen Hirnstammsystems auf die Effektorsysteme hängt von der funktionellen Organisation des gemeinsamen
Hirnstammsystems ab. Diese funktionelle Organisation wird bestimmt
durch die Integration aller einkommender Afferenzen von somatischen
und vegetativen Rezeptoren und durch zentralnervöse Einflüsse.

So kann das gemeinsame Hirnstammsystem in einem Funktionszustand mehr
als Sympathikustonus-generierendes System angesehen werden und in einem
anderen Zustand mehr als allgemein Aktivitäts-steuerndes oder Atemtonus-
generierendes System.

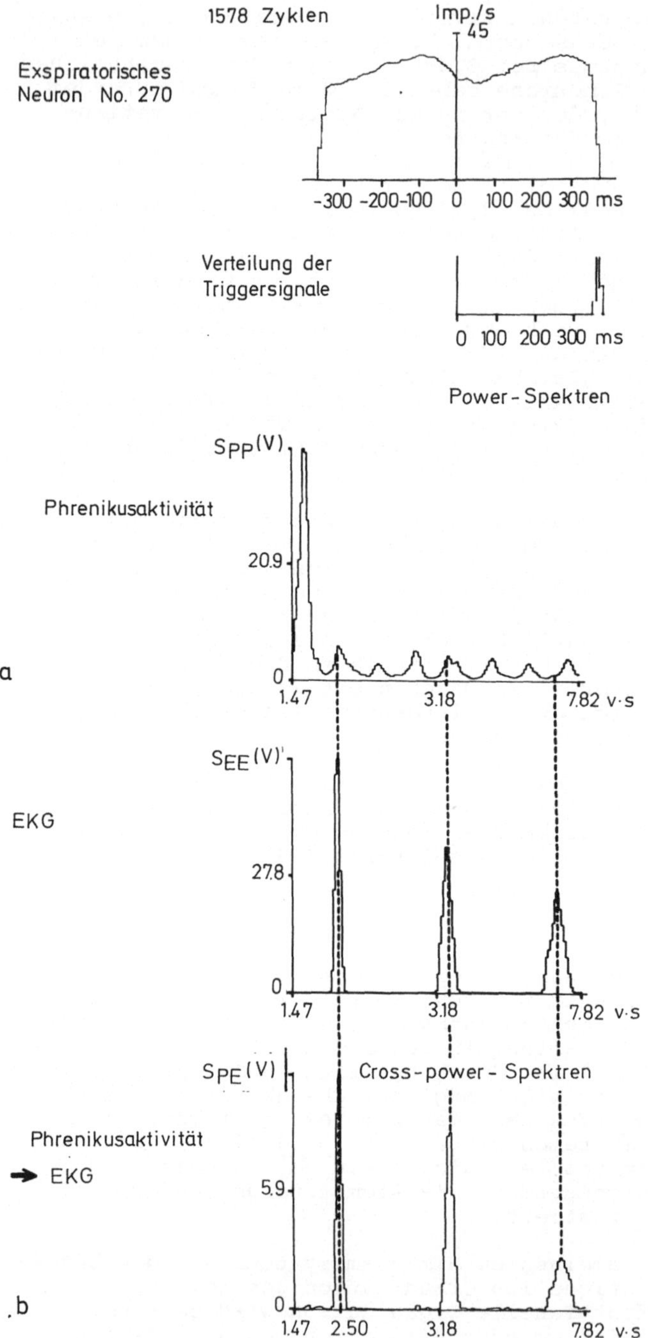

1578 Zyklen
Imp./s
45
Exspiratorisches
Neuron No. 270
-300 -200 -100 0 100 200 300 ms
Verteilung der
Triggersignale
0 100 200 300 ms
Power-Spektren
S_PP(V)
Phrenikusaktivität
20.9
0
a
1.47
3.18
7.82 v·s
S_EE(V)
EKG
27.8
0
1.47
3.18
7.82 v·s
S_PE(V)
Cross-power-Spektren
Phrenikusaktivität
→ EKG
5.9
0
b
1.47 2.50
3.18
7.82 v·s

◁ <u>Abb. 5.</u> a R-Zacken-getriggertes Post-Event-Time-Histogramm der neuronalen Aktivität eines typischen exspiratorischen Neurons aus dem re-
troambigualen respiratorischen Prädilektionsgebiet eines Hundes in
Chloralose-Urethan-Narkose *(oberer Teil)*. Verteilung der Triggersignale *(unterer Teil)*. Die charakteristischen respiratorischen Impulsmuster ist bei dieser Art der Auswertung nicht sichtbar. In dem Post-
Event-Time-Histogramm ist ein Tal 50 bis 150 ms nach der R-Zacke des
EKGs zu erkennen. B Hund, Chloralose-Urethan-Narkose, Aktivität des
rechten N. phrenicus Powerspektrum (Bezeichnung von Abszissen und Or-
dinaten in den folgenden Bildern gleich). *Ordinate* skaliert in rela-
tiven Einheiten, *Abszisse* dimensionslose Zahlen, weil die Frequenz
mit ihrer inversen Dimension s multipliziert wurde. *Oberer Teil* des
Bildes Powerspektrum der Aktivität des N. phrenicus, *mittlerer Teil*
des Bildes Powerspektrum der R-Zacken des EKGs, *unter Teil* Kreuzpowerspektrum von Phrenikusaktivität und R-Zacken. Man erkennt Peaks an
gleichen Stellen der Powerspektren der R-Zacken und der Phrenikusaktivität. Das Kreuzpowerspektrum bestätigt das Vorkommen von Pulsrhythmus in der Aktivität des N. phrenicus

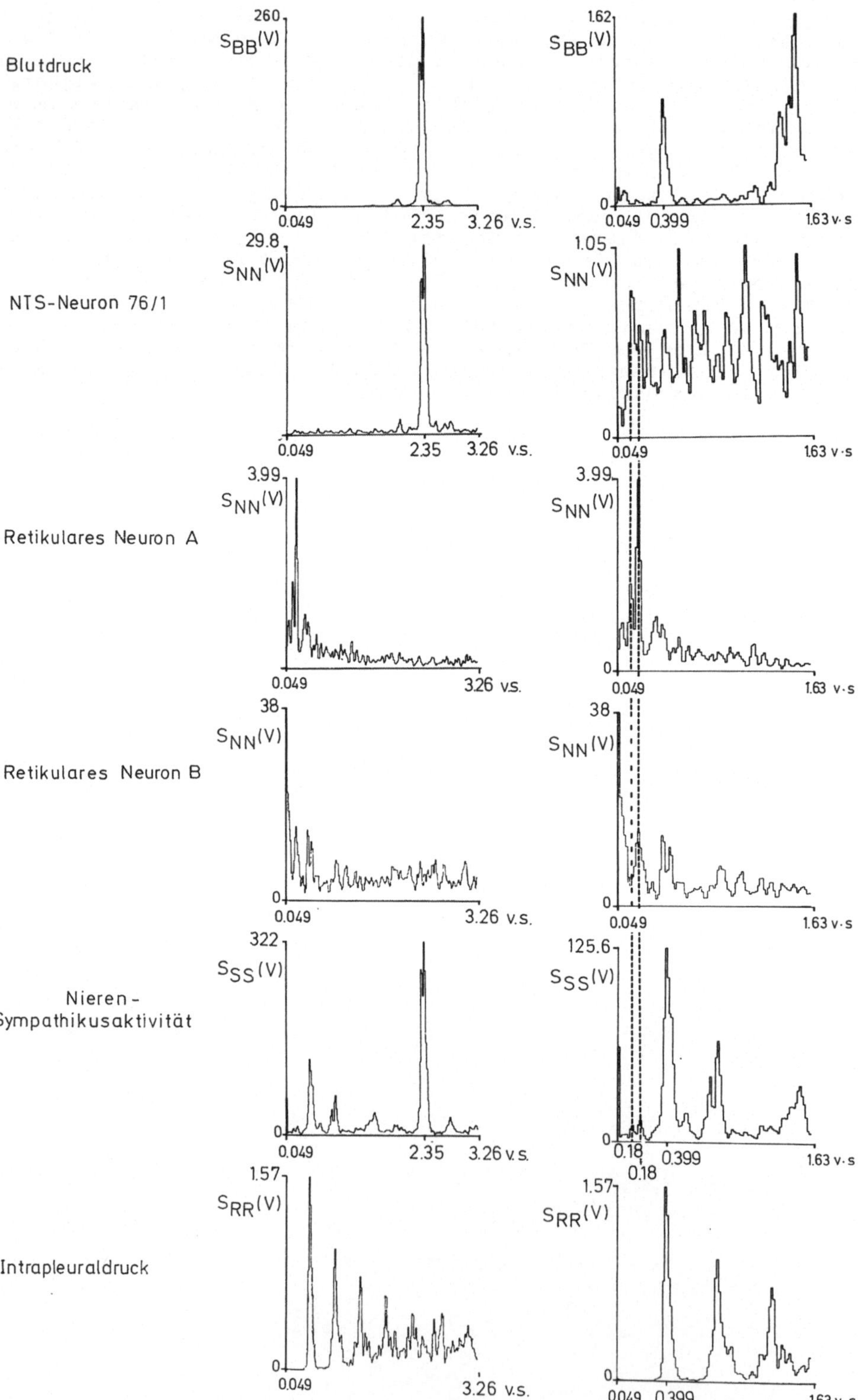

Blutdruck
NTS-Neuron 76/1
Retikulares Neuron A
Retikulares Neuron B
Nieren-Sympathikusaktivität
Intrapleuraldruck
260
S_BB(V)
0
0.049   2.35   3.26 v.s.
1.62
S_BB(V)
0
0.049 0.399   1.63 v·s
29.8
S_NN(V)
0.049   2.35   3.26 v.s.
1.05
S_NN(V)
0
0.049   1.63 v·s
3.99
S_NN(V)
0.049   3.26 v.s.
3.99
S_NN(V)
0
0.049   1.63 v·s
38
S_NN(V)
0
0.049   3.26 v.s.
38
S_NN(V)
0
0.049   1.63 v·s
322
S_SS(V)
0
0.049   2.35   3.26 v.s.
125.6
S_SS(V)
0
0.18 0.399   1.63 v·s
0.18
1.57
S_RR(V)
0
0.049   3.26 v.s.
1.57
S_RR(V)
0
0.049 0.399   1.63 v·s

Abb. 6. Hund, Chloralose-Urethan-Narkose, Powerspektren verschiedener
Meßgrößen. Die Powerspektren der rechten Bildhälfte stellen einen kleinen Ausschnitt der Powerspektren der linken Seite dar. In der *ersten
Zeile* sind die Powerspektren der Blutdruckwellen dargestellt. Im linken Powerspektrum sieht man einen Peak bei 2,35 Hz (Periodendauer
0,425 s), der den Pulswellen entspricht. Auf der rechten Seite ist ein
Peak bei 0,399 Hz (Periodendauer 2,5 s), der der den respiratorischen
Blutdruckwellen entspricht. *Zweite Zeile.* Powerspektren eines Neurons
aus dem dorsomedialen Teil des Nucleus tractus solitarii (NTS). Auf
der linken Seite ein Peak bei 2,35 Hz, der den Pulswellen entspricht,
auf der rechten Seite zwei Peaks bei 0,116 Hz (Periodendauer 8,5 s)
und 0,18 Hz (Periodendauer 5,4 s). *Dritte Zeile.* Powerspektrum des
gleichzeitig abgeleiteten retikulären Neurons A auf der rechten Seite
ein Peak bei 0,116 Hz (Periodendauer 8,5 s) und 0,18 Hz (Periodendauer 5,4 s). *Vierte Zeile.* Powerspektrum des retikulären Neurons B
Peak im rechten Diagramm bei 0,18 Hz (Periodendauer 5,4 s). *Fünfte
Zeile.* Powerspektrum der postganglionären Sympathikusaktivität linkes
Diagramm zeigt einen Peak bei 2,35 Hz (entspricht den Pulswellen);
rechtes Diagramm zeigt Peaks bei 0,116 Hz, 0,18 Hz und 0,399 Hz.
Sechste Zeile. Powerspektrum des intrapleuralen Drucks, rechtes Diagramm Peak bei 0,399 Hz. Die gleichzeitig auftretenden Peaks in den
Powerspektren der benachbarten retikulären Neurone und in dem Powerspektrum der Aktivität des Neurons aus dem Nucleus tractus solitarii
und der Aktivität des Nierensympathikus von 0,116 Hz und 0,18 Hz zeigen, daß die retikulären Neurone Teil des gemeinsamen Hirnstammsystemes
sind, von dem sowohl der Sympathikustonus beeinflußt wird als auch die
sensorische Übertragung am Nucleus tractus solitarii (4̲0̲)

Literatur

1 BATSEL AL (1964) Localization of bulbar respiratory center by micro-
electrode sounding. Exp Neuol 9: 410-426

2 BAUMGARTEN R von, BAUMGARTEN A von, SCHAEFER KP (1957) Beitrag zur
Lokalisationsfrage bulboreticulärer respiratorischer Neurone der
Katze. Pflügers Arch 264: 217-227

3 BENDAT JS, PIERSOL AG (1971) Random Data: Analysis and Measurement
Procedures. J Wiley and Sons Inc, New York

4 BLACKMAN RB, TUCEKY JW (1958) The Measurement of Power Spectra,
Dover Publications, New York

5 BONVALLET M, ALLEN ME (1963) Prolonged spontaneous and evoked
reticular activation following discrete bulbar lesions. EEG clin
Neurophysiol 15: 969-988

6 BOOTHBY WM (1915) The determination of the circulation rate in men
at rest and work. Am J Physiol 37: 383-417

7 BRAZIER MA (1959) The historical development of neurophysiology.
In: FIELD J, MAGOUN HW, HALL VE (eds) Handbook of Physiology.
Section I, Neurophysiology, vol 1. Amer Physiol Soc, Washington,
pp 1-58

8 BRODAL A (1969) Neurological Anatomy in Relation to clinical Medicine. University Press, New York Oxford London Toronto, pp 304-349

9 CAMERER H, STROH-WERZ M, KRIENKE B, LANGHORST P (1977) Postganglionic sympathetic activity with correlation to heart rhythm and
central cortical rhythms. Pflügers Arch 370: 221-225

10 DITTMAR C (1873) Über die Lage des sogenannten Gefäßzentrums in
der Medulla oblongata. Ber Verh sächs Ges Wiss Leipzig, Math Phys
Cl 25: 449.469

11 DITTMAR K (1977) Aktivitätsmuster reticulärer Hirnstammneurone mit
Beziehungen zu Änderungen des arteriellen Blutdruckes, des Inter-
pleuraldruckes und des Synchronisationsgrades des EEGs. Inaug Diss,
Berlin

12 DITTMAR K, WERZ M, CAMERER H, LANGHORST P (1973) Relations between
discharge patterns of rhythmically active neurons in the reticular
formation and simultaneously occuring rhythmic events in EEG, blood
pressure and respiration. Pflügers Arch 339: R78

13 GABRIEL M, SELLER H (1969) Excitation of expiratory neurones ad-
jacent to the nucleus ambiguus by carotid sinus baroreceptor and
trigeminal afferents. Pflügers Arch 313: 1-10

14 HABER E, KOHN KW, NGAI SH, HOLADAY DA, WANG SC (1957) Localization
of spontaneous respiratory neuronal activities in the medulla oblongata of the cat: a new localization of the expiratory center.
Amer J Physiol 190: 350-355

15 HAGBARTH KE, FEX J (1959) Centrifugal influences on single unit
activity in spinal sensory paths. J Neurophysiol 22: 331-338

16 HAGBARTH KE, KERR DJB (1954) Central influences on spinal afferent
conduction. J Neurophysiol 17: 295-307

17 HELLNER K, BAUMGARTEN R (1961) Über ein Endigungsgebiet afferenter,
cardiovasculärer Fasern des Nervus vagus im Rautenhirn der Katze.
Pflügers Arch 273: 223-234

18 HERING E (1869) Über Atembewegungen des Gefäßsystems. S Ber Akad
Wiss Wien, Math Naturwiss Cl 2: Abt 60, 829-856

19 HERNÁNDEZ-PEÓN R, HAGBARTH KE (1955) Interaction between afferent
   and cortical induced reticular responses. J Neurophysiol 18: 44-55

20 HESS WR (1938) Das Zwischenhirn und die Regulation von Kreislauf
   und Atmung. Thieme, Leipzig

21 HILTON SM, SPYER KM (1971) Participation of the anterior hypothalamus in the baroreceptor reflex. J Physiol (London) 218: 271-293

22 HOLST È von (1969) Zur Verhaltensphysiologie bei Tieren und Menschen, Bd 1. Piper, München

23 KLÜSSENDORF D, PHILIPP U, KOEPCHEN HP (1970) Studies on the central
   mechanism of reflex inhibition of respiration by baroreceptor afferents. Pflügers Arch 319: R50

24 KOEPCHEN HP (1961) Rhythmic oscillations of the discharge frequency
   of single and coupled neurons in the brain stem. Excerpta Medica
   Int Congr Ser 37: 9

25 KOEPCHEN HP (1962) Die Blutdruckrhythmik. Steinkopff, Darmstadt

26 KOEPCHEN HP, LANGHORST P, SELLER H, POLSTER J, WAGNER PH (1967)
   Neuronale Aktivität im unteren Hirnstamm mit Beziehungen zum Kreislauf. Pflügers Arch 294: 40-64

27 KOEPCHEN HP (1969) Vegetative-somatic relationships in single
   neurone activity in the lower brain stem. In: EVANS CR, MULHOLLAND
   TB (eds) Attention in Neurophysiology. Butterworths, London, pp
   83-99

28 KOEPCHEN HP (1971) The central control of circulation. Excerpta
   Medica Int Congr Ser 242: 11-25

29 KOEPCHEN HP, KLÜSSENDORF D, PHILIPP U (1973) Mechanism of central
   transmission of respiratory reflexes. Acta Neurobiol Exp 33: 287-
   299

30 KOEPCHEN HP (1974) Concept of two general types of reflexogenic
   central respiratory drive and inhibition. In: UMBACH W, KOEPCHEN
   HP (eds) Central Rhythmic and Regulation. Hippokrates, Stuttgart,
   pp 122-133

31 KOEPCHEN HP, LANGHORST P, SELLER H (1975) The problem of identification of autonomic neurones in the lower brain stem. Brain Res
   87: 375-393

32 KORNER PI (1971) Integrative neuronal cardiovascular control.
   Physiol Rev 51: 312-367

33 LAMBERTZ M, LANGHORST P, KRIENKE B, HOFMANN F (1978) Comparative
   investigations on the activity of neurones of the nucleus tractus
   solitarii with respect to the R-R-interval. Pflügers Arch 373: R76

34 LANGHORST P, KOEPCHEN HP, POLSTER J, SELLER H (1964) Über die Wirkung sensibler Afferenzen auf das Entladungsmuster rhythmisch tä-
   tiger Neurone. Pflügers Arch 281: 53

35 LANGHORST P (1968) Untersuchungen neuronaler Hirnstammaktivität
   zur Frage der Spezifität oder Unspezifität der Kreislaufzentren.
   Inaug Diss, Göttingen

36 LANGHORST P, WERZ M (1974) Concept of functional organization of
   the brain stem "cardiovascular center". In: UMBACH W, KOEPCHEN HP
   (eds) Central Rhythmic and Regulation. Hippokrates, Stuttgart

37 LANGHORST P, STROH-WERZ M, DITTMAR K, CAMERER H (1975) Facultative
   coupling of reticular neuronal activity with peripheral cardiovascular and central cortical rhythms. Brain Res 87: 407-418

38 LANGHORST P, LAMBERTZ M, DITTMAR K, SCHULZ G, SCHULZ B (1877) Oscillations of discharge frequency of blood pressure dependent neurones in the lower brain stem of the dog similar to respiratory rhythm. Proc Int Union Physiol Sci Vol XIII: 1263

39 LANGHORST P, SCHULZ G, LAMBERTZ M, STROH-WERZ M, KRIENKE B, Graf von KEYSERLING D (in press) Is there an influence of discharge patterns of neurones of the common brain stem system on neuronal activity in dorso-medial part of the NTS? In: KOEPCHEN HP, HILTON SM, TREBSKI A (eds) Central interactions between respiratory and cardiovascular control systems. Springer, Berlin Heidelberg New York

40 LANGHORST P, SCHULZ B, LAMBERTZ M, SCHULZ G, CAMERER H, STROH-WERZ M (in press) Dynamic characteristics of the "unspecific brain stem system". In: KOEPCHEN HP, HILTON SM, TREBSKI A (eds) Central interactions between respiratory and cardiovascular control systems. Springer, Berlin Heidelberg New York

41 LANGHORST P, SELLER H, STROH-WERZ M, KOEPCHEN HP (In Vorbereitung) The convergence of vegetative and somatic afferents on single neurones in the reticular formation of the lower brain stem

42 LE GALLOIS (1812) Expériences sur le prinipe de la vie, d'Hautel, Paris. Zit nach 45

43 LIMANSKII YP (1965) Slow and fast prepotentials in neurones of medullary reticular formation. Fed Proc Trans Suppl 24: T1008-T1010

44 MAGOUN HW (1950) Caudal and cephalic influences of the brain stem reticular formation. Physiol Rev 30: 459-474

45 McDOWALL RJS, MALCOMSON EE, McWHAN I (1956) The control of the circulation of the blood. Dawson and Sons Ltd, London Cape Town Düsseldorf Paris Toronto, pp 1-45

46 MEYER-LOHMANN J (1974) Respiratory influence upon the lumbar extensor motor system of decerebrated cats. In: UMBACH W, KOEPCHEN HW (eds) Central Rhythmic and Regulation. Hippokrates, Stuttgart, pp 334-340

47 MILLER FR, BOWMAN JT (1916) The cardioinhibitory center. Am J Physiol 39: 149-153

48 MORUZZI G, MAGOUN HW (1949) Brain stem reticular formation and activation of the EEG. EEG clin Neurophysiol 1: 455-473

49 OWSJANNIKOW PH (1871) Die tonischen und reflektorischen Zentren der Gefäßnerven. Ber Verh Sächs Ges Wiss Leipzig, Math Phys Cl 23: 135-147

50 RANSON SW, BILLINGSLEY PR (1916) Vasomotor reactions from stimulation of the floor of the fourth ventricle. Am J Physiol 41: 85-90

51 ROSSI GF (1956) Brain stem fascilitating influences on EEG synchronization. Experimental findings and observations in man. Acta Neurochir (Wien) 13: 257-283

52 SCHEIBEL ME, SCHEIBEL AB (1958) Structural substrates for integrative patterns in the brain stem reticular core. In: JASPER HH, PROCTOR LD, KNIGHTON RS, NOSHAY WC, SOSTELLO RT (eds) Reticular formation of the brain (Henry Ford Hospital Symposium). Little Brown and Comp, Boston, pp 31-55

53 SCOTT JME, ROBERTS F (1924) Localization of the vasomotr center. J Physiol (London) 58: 168-174

54 SELLER H, LANGHORST P, POLSTER J, KOEPCHEN HP (1967) Zeitliche
   Eigenschaften der Vasomotorik. II. Erscheinungsformen und Ent-
   stehung spontaner und nervös induzierter Gefäßrhythmen. Pflügers
   Arch 296: 110-132

55 SELLER H, ILLERT M (1969) The localization of the first synapse
   in the carotid sinus baroreceptor reflex pathway and its alteration
   of the afferent input. Pflügers Arch 306: 1-19

56 SMITH OA (1974) Reflex and central mechanism involved in the
   control of the heart and circulation. Ann Rev Physiol 36: 93-123

57 STROH-WERZ M, LANGHORST P, CAMERER H (1976) Neuornal activity with
   relation to cardiac rhythm in the lower brain stem of the dog.
   Brain Res 106: 293-305

58 STROH-WERZ M, LANGHORST P, CAMERER H (1977) Neuronal activity with
   cardiac rhythm in the nucleus of the solitary tract in cats and
   dogs. Brain Res 133: 65-80

59 VALVERDE F (1961) A new type of cell in the lateral reticular
   formation óf the brain stem. J Comp Neurol 117: 189-195

60 VALVERDE F (1961) Reticular formation of pons and medulla oblongata.
   Golgi study. J Comp Neurol 116: 71-99

61 WERZ M, MENGEL E, LANGHORST P (1974) Extracellular recordings of
   single neurones in the nucleus of the solitary tract. In: UMBACH
   W, KOEPCHEN HP (eds) Central Rhythmic and Regulation. Hippokrates,
   Stuttgart, pp 259-265

62 ZBROZYNA A, BONVALLET M (1963) Influence tonique inhibitrice du
   bulbe sur l'activité du noyau d'Edinger-Westphal. Arch ital Biol
   101: 208-222

Beitrag zur zentralen Kreislaufregulation – Experimente zur funktionellen Bedeutung des Mandelkerns[1]

G. Stock und K. H. Schlör

I. Physiologisches Institut, Universität Heidelberg, Im Neuenheimer Feld 326, D-6900 Heidelberg 1

Der Nucleus amygdalae (Mandelkern) ist entwicklungsgeschichtlich Bestandteil des Archistriatum. Seine Zugehörigkeit zum limbischen System wurde erst durch die Arbeiten von MacLEAN (18,19) nachgewiesen. Es handelt sich um einen Kernkomplex innerhalb des Temporalpols, der bei den Säugern vor dem Unterhorn des Seitenventrikels gelegen ist (Abb. 1).

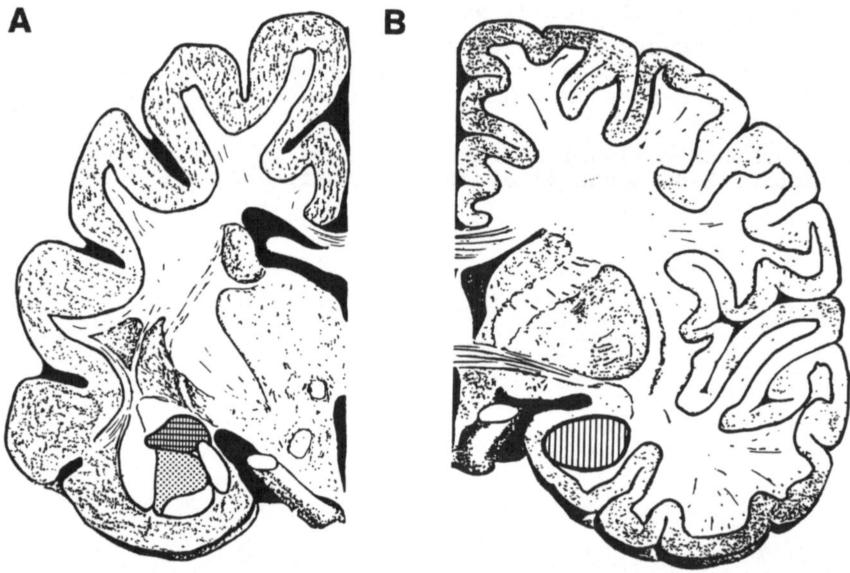

Abb. 1A,B. Horizontalschnitt durch das Gehirn einer Katze (A) und eines Menschen (B). Bei der Katze ist der zentrale Mandelkernkomplex kariert, der basale Anteil gepunktet dargestellt. Beim menschlichen Gehirn ist der gesamte Mandelkernkomplex schraffiert

Histologisch lassen sich aufgrund der Zellgröße, nach der Art der Dendritenverzweigung und nach histochemischen Kriterien verschiedene Anteile des Mandelkernkomplexes unterscheiden:

---

1 Die Arbeit wurde durch Mittel der Deutschen Forschungsgemeinschaft (SFB 90) unterstützt. Wir danken Herrn Stumpf und Frl. Steinbrenner für ihre ausgezeichnete technische Mitarbeit und Frau Krohn für das Schreiben des Manuskriptes.

Nucleus amygdalae: pars basalis magno-cellularis
                   pars basalis parvo-cellularis
                   pars lateralis
                   pars medialis
                   pars corticalis

Das Mandelkernsystem hat ausgeprägte afferente und efferente Verbindungen zu anderen limbischen Arealen (Hippocampus, Septum), zum Neo-
cortex (Temporallappen) sowie zum Hypothalamus und Mesencephalon.

Bezüglich der Funktion ist aus Läsions- und Stimulationsexperimenten
bekannt, daß dem Mandelkernkomplex bei der Integration komplexer psychomotorischer Verhaltensweisen wie Aufmerksamkeits- und Orientierungs-
verhalten, ebenso wie für Angriffs- und Fluchtreaktionen eine wesentliche Rolle zukommt. Es konnte gezeigt werden, daß insbesondere die
bei Aufmerksamkeit beobachtbaren Begleitreaktionen innerhalb des vegetativen Nervensystems wie Herzfrequenz und Hautwiderstand (22) im Mandelkernkomplex integriert werden.

Die hier zusammengefaßten Untersuchungen sollen die Frage klären, ob
während psychomotorischen Verhaltens klar definierte Kreislaufreaktionen nachweisbar sind. Hierzu wurden Experimente an wachen und an
leicht narkotisierten Katzen durchgeführt. Narkose wurde verwendet,
um die einzelnen Kreislaufgrößen a) unabhängig von motorischen Reaktionen beobachten und b) mittels pharmakologischer Blockade näher
charakterisieren zu können.

Experimentelles Vorgehen

Die Experimente wurden an Katzen mit einem Gewicht von 2,5 - 3,5 kg
durchgeführt. Unter Nembutalnarkose (40 mg/kg i.p.) wurden den Tieren
bipolare, glasisolierte V_2-A Elektroden in verschiedene Anteile des
Mandelkerns, des Hypothalamus und des Hippocampus implantiert. Für die
spätere Reizung des Locus coeruleus wurde eine Führungskanüle stereo-
taktisch implantiert. Das cortikale EEG wurde mittels zweier Schrau-
benelektroden oberhalb der Dura mater abgeleitet. Die Koordinaten zur
Elektrodenimplantation wurden dem Atlas von REINOSO-SUAREZ (23) ent-
nommen. Den Tieren wurden Polyäthylenkatheter in die Aorta descendens
sowie in die Vena jugularis eingeführt. Einigen Tieren wurde ein auf-
blasbarer Ballonkatheter (Swan-Ganz) in die Region des Karotissinus
zur Auslösung des Barorezeptorenreflexes implantiert. Einer anderen
Gruppe von Tieren wurden elektromagnetische Flußmeßköpfe (Biotronex,
BL610, pulsed-logic-type) chronisch um die Aorta distal der Nierenarterien gelegt.

Die elektrische Reizung der Kerngebiete erfolgte mit Rechteckimpulsen
von 0,5 msec Einzelimpulsdauer und variabler Reizfrequenz und Intensität. Nach Versuchsende wurden die Elektrodenpositionen histologisch
verifiziert.

Überlegungen zur Methode der elektrischen Reizung von zentralnervösen Strukturen

Bei elektrischer Reizung limbischer Strukturen werden mit relativ geringen Reizintensitäten hypersynchrone Wellen, Nachentladungen oder
auch epilepsieähnliche Krampfanfälle provoziert. Es ist deswegen von
außerordentlicher Bedeutung, die Stimulationen unter kontrollierten
Bedingungen durchzuführen. Hierzu gehört der Nachweis, daß die ausgelösten Effekte quantitativ, nicht jedoch qualitativ von der Reizinten-

sität abhängig sind (28). Gleichzeitig muß sichergestellt sein, daß
die beobachteten Effekte nicht durch Nachentladungen in entfernten
Arealen hervorgerufen werden. Daher ist es wichtig, parallel zur
Reizung Ableitungen verschiedener Areale des Zentralnervensystems
vorzunehmen. In Abb. 2 ist gezeigt, daß Reizung des Septums einen
tachykarden Blutdruckanstieg auslöst, daß jedoch sowohl der Blutdruckanstieg als auch die Tachykardie noch während der Reizung nach
Erreichen eines Maximums wieder abnehmen. Im kortikalen EEG sind
keine Anzeichen hypersynchroner Aktivität sichtbar, wohl aber im Bereich des Nucl. amygdalae. Es ist deutlich erkennbar, daß das Ende
des Blutdruckanstieges und die einsetzende Bradykardie zeitlich mit
dem Ende der hypersynchronen Entladungen im Mandelkern übereinstimmen. Dieser Befund wird bestätigt durch die Tatsache, daß bei höherer Reizintensität der Blutdruck und die Herzfrequenz während der gesamten Reizzeit erhöht bleiben und daß die Bradykardie erst nach
Reizende gleichzeitig mit dem Aufhören der hypersynchronen Wellen
im Mandelkern einsetzt.

Ein zusätzliches Problem limbischer Reizung ist die relativ starke
Narkoseempfindlichkeit limbischer Strukturen. In Abb. 3 ist verdeut-
licht, daß eine relativ leichte Narkose (15 mg/kg i.v. Nembutal), die
durch Reizung des basalen Mandelkerns im ipsilateralen Hippocampus
ausgelösten Feldpotentiale bezüglich der Form, der Latenz und der
Amplitude nur geringfügig verändert, daß jedoch Applikation einer im
Tierexperiment üblichen Dosis von Nembutal (30 mg/kg) die evozierten
Potentiale deutlich verändert. Ein vergleichbarer Befund wurde auch
für amygdalo-hypothalamische evozierte Potentiale erhoben.

Die durch Mandelkernreizung ausgelösten Blutdruckveränderungen waren
in ähnlicher Weise von der Dosierung des Anästhetikums abhängig, wie
aus Abb. 3 ersichtlich ist. Allerdings waren hier - im Gegensatz zu
den evozierten Potentialen - nach 15 mg/kg Nembutal höhere Reizintensitäten zur Auslösung der im Wachzustand beobachteten Blutdruckanstiege notwendig (Abb. 3A). Höhere Nembutaldosierungen (30 mg/kg) unter-
drückten völlig das Auftreten der durch Mandelkernreizung bedingten
Blutdruckanstiege (29), wobei eine weitere Erhöhung der Reizintensitäten (Abb. 3B) nur noch geringfügig die Reizantwort beeinflussen
konnte.

Ergebnisse

Psychomotorisches Verhalten

Obgleich es aufgrund der bei Reizung des Mandelkernkomplexes beobachtbaren Kreislaufreaktionen möglich ist, mehrere Untergruppen zu unterscheiden (27), sollen im folgenden im wesentlichen die Ergebnisse dargestellt werden, die bei Reizung des großzelligen Anteils des basalen
Mandelkerns und des zentralen Mandelskerns gefunden wurden.

Reizung dieser beiden Anteile des Mandelkerns führte zu einer Aufmerksamkeitsreaktion, die sowohl im EEG (arousal reaction) als auch im Verhalten sichtbar war. Bei länger dauerndem Reiz oder bei Reizung mit höherer Intensität (je nach Elektrodenkonfiguration 0,2 - 0,5 mA) wurden
Suchbewegungen und orale Verhaltenskomponenten (Kauen, Lecken, Schluk-
ken) beobachtet. Diese Verhaltenssequenz wurde bei Reizung des basalen
Mandelkerns durch ein Verhalten fortgesetzt, welches von LEYHAUSEN (17)
an frei lebenden Katzen als Abwehrreaktion ("defence reaction") beschrieben wurde (Einziehen des Kopfes, Anlegen der Ohren, Zurückweichen
und bisweilen Schlagen mit einer Vorderpfote, Fauchen). Im Gegensatz
hierzu konnte durch Reizung des zentralen Mandelkerns kein ausgeprägtes

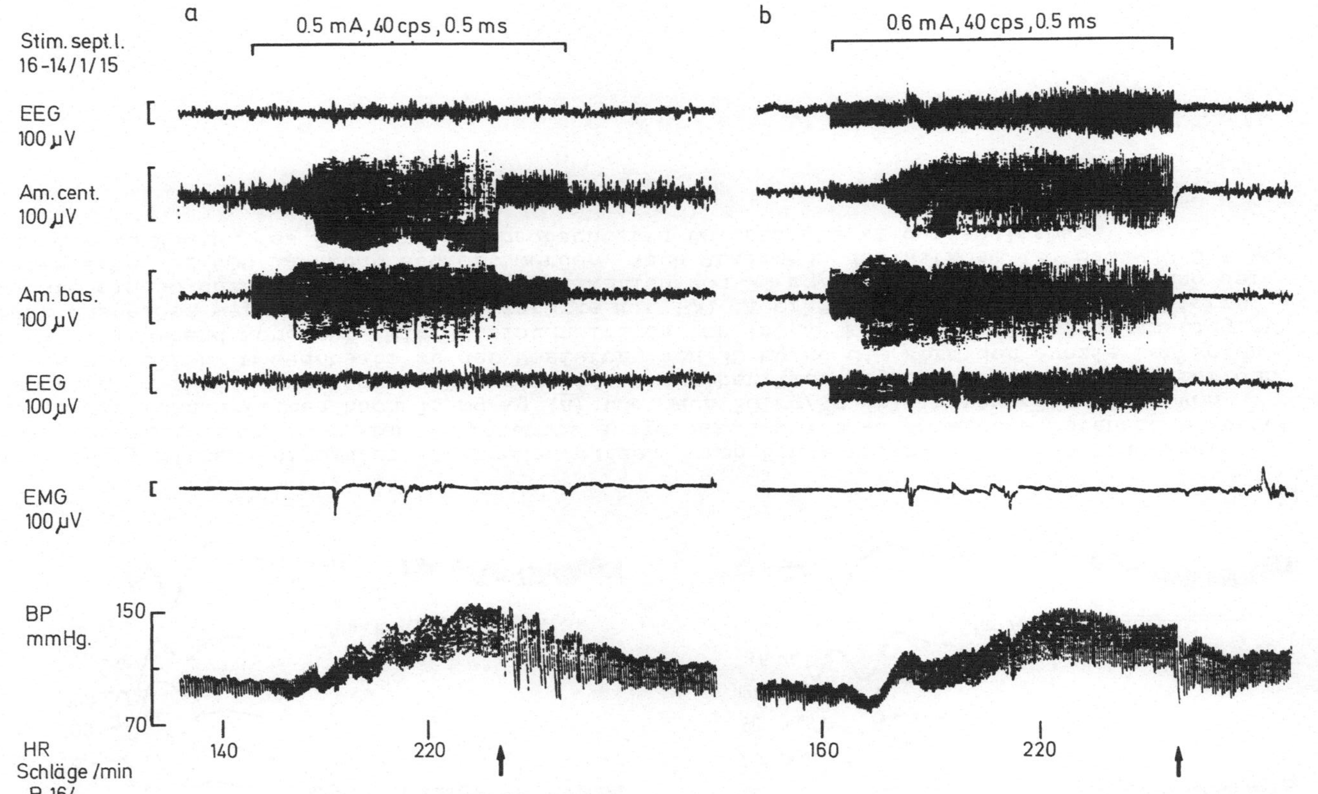

Abb. 2. Reizung medialer Septumkerne mit 0,5 mA induzierte einen kurzdauernden Blutdruckabfall, der gefolgt war von einem Blutdruckanstieg. Die Herzfrequenz war erhöht. 10 sec vor Reizende kam es zu einer ausgeprägten Bradykardie mit einem Abfall des Blutdruckes. Der Beginn der Bradykardie fiel zeitlich zusammen mit dem Ende hypersynchroner EEG-Aktivität sowohl im zentralen als auch im basalen Mandelkern. Diese hypersynchrone Aktivität begann im basalen Mandelkern früher als im zentralen. Bei höherer Reizintensität war die Dauer des Blutdruckanstiegs verlängert. Am Reizende kam es zur Bradykardie, deren Beginn mit dem Ende der hypersynchronen EEG-Aktivität in beiden Anteilen des Mandelkerns korrelierte

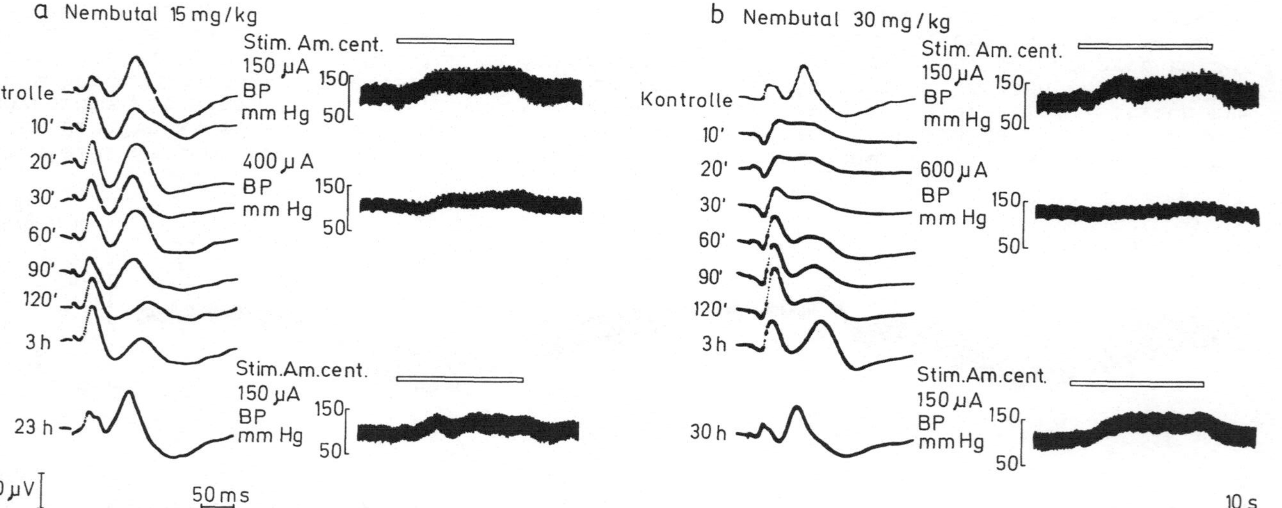

Abb. 3a,b. Mittels bipolarer Elektroden wurden durch Einzelreize im basalen Mandelkern Summenpotentiale im ventralen Hippocampus ausgelöst. Jeweils 40 summierte Potentiale wurden zu verschiedenen Zeiten nach 15 mg/kg (a) und nach 30 mg/kg (b) intravenöser Gabe von Nembutal in zwei verschiedenen Experimenten am selben Tier registriert. Bei der niedrigen Dosierung blieb im Gegensatz zu der Dosierung von 30 mg/kg die Form der evozierten Potentiale weitgehend konstant. Mit Reizintensitäten von 150 µA konnte ein Blutdruckanstieg nur dann ausgelöst werden, wenn die Reizstärke auf 400 µA erhöht wurde. Im Gegensatz hierzu konnte ein solcher Effekt nach i.v. Applikation von 30 mg/kg Nembutal trotz Erhöhung der Reizstärke auf 600 µA nicht erzielt werden. Nach Abklingen der Narkose (23 bzw. 30 St) waren die zu Beginn des Experimentes beobachteten Reizeffekte wieder auslösbar

Abwehrverhalten beobachtet werden, sondern eher ein Verhalten, welches durch erhöhte Aufmerksamkeit mit Drohgebaren gekennzeichnet war.

Kardiovaskuläre Reaktionen

Während der reizbedingten Verhaltensmuster kam es zu Veränderungen im Herz-Kreislaufsystem, die - abhängig von der Lokalisation der Reizelektroden - verschiedene Charakteristika aufwiesen. Im folgenden werden jene Kreislaufmuster beschrieben, die mit niedrigen Reizintensitäten, welche lediglich zu einer Aufmerksamkeitsreaktion führen, auslösbar sind. Reizung des zentralen Mandelkerns führte zu einem tachykarden Blutdruckanstieg, der für eine getestete Reizdauer von 10 - 120 sec plateau-artig erhöht blieb. Messungen der Durchblutung der Aorta abdominalis distal der Nierenarterien ergaben, daß der periphere Gefäßwiderstand während der Reizperiode erhöht war. Der Anstieg der Herzfrequenz war bei wachen Tieren höher als bei leicht narkotisierten und zeigte initial für 10 - 20 sec am wachen Tier einen höheren Wert als während der restlichen Reizperiode. Dieser initiale Anstieg der Herzfrequenz war durch Atropin (O,7 mg/kg) blockierbar, während die länger dauernde Tachykardie durch β-Blockade (Propranolol, 2 mg/kg) aufgehoben wurde. Am narkotisierten Tier konnte lediglich die β-adrenerge Komponente der Tachykardie beobachtet werden (Abb. 4A).

Die Steigerung des arteriellen Drucks sowie des peripheren Gefäßwiderstandes konnte durch Atropin nicht aufgehoben werden, wohl aber die poststimulatorische Bradykardie (Abb. 4B). Intravenöse Verabreichung von Phenoxybenzamin (3 - 5 mg/kg) oder von Phentolamin (O,7 mg/kg) konnte den reizbedingten Anstieg des Gefäßwiderstandes sowie des Blutdrucks hemmen (Abb. 4C).

Im Gegensatz hierzu kam es bei Schwellenreizungen des basalen Mandelkerns zu einem Blutdruckabfall, der ca. 10 - 20 sec andauerte. Bei Applikation höherer Reizstärken, die das beschriebene Abwehrverhalten auslösten, kam es zu deutlichen Blutdruckanstiegen, die jedoch nie plateauartig gehalten wurden. Während der Reizung konnte in der Regel - und besonders ausgeprägt am wachen Tier - ein Anstieg der Herzfrequenz beobachtet werden. Charakteristischerweise wurde 3 - 5 sec nach Reizbeginn eine Vasodilatation beobachtet, die nicht durch α-Blockade beseitigt werden konnte, jedoch durch Applikation von Atropin (O,7 mg/ kg) sowie durch dessen Methyl-derivat, welches die Bluthirnschranke nicht zu passieren vermag (10).

Interaktion der durch Mandelkernreizung und durch natürliche Umweltreize ausgelösten Reaktionen mit dem Barorezeptorenreflex

Der Barorezeptorenreflex wurde experimentell ausgelöst mittels a) elektrischer Reizung des Sinusnerven b) Aufblasen einer in den Karotissinus implantierten Ballonsonde c) intravenöse Bolusinjektion von O,1 μg Angiotensin II. In Abb. 5 ist das Ergebnis der elektrischen Reizung des Sinusnerven (5A-C) sowie das Ergebnis nach Aufblasen einer Karotissinus-Ballonsonde (5a-c) zu verschiedenen Zeiten elektrischer Mandelkernreizung dargestellt.

Zunächst sind jeweils die isolierten Reflexantworten sowie die isolierten zentralen Reizungen dargestellt. Auffallend ist die starke Abhängigkeit der durch Barorezeptorenreiz ausgelösten Bradykardie vom Atemzyklus, d.h. die fehlende Bradykardie während der Inspiration, sofern der Sinusnerv elektrisch gereizt wurde. Eine ähnlich starke Abhängigkeit konnte für die durch Karotissinus-Ballonreizung ausgelöste Bradykardie nicht beobachtet werden.

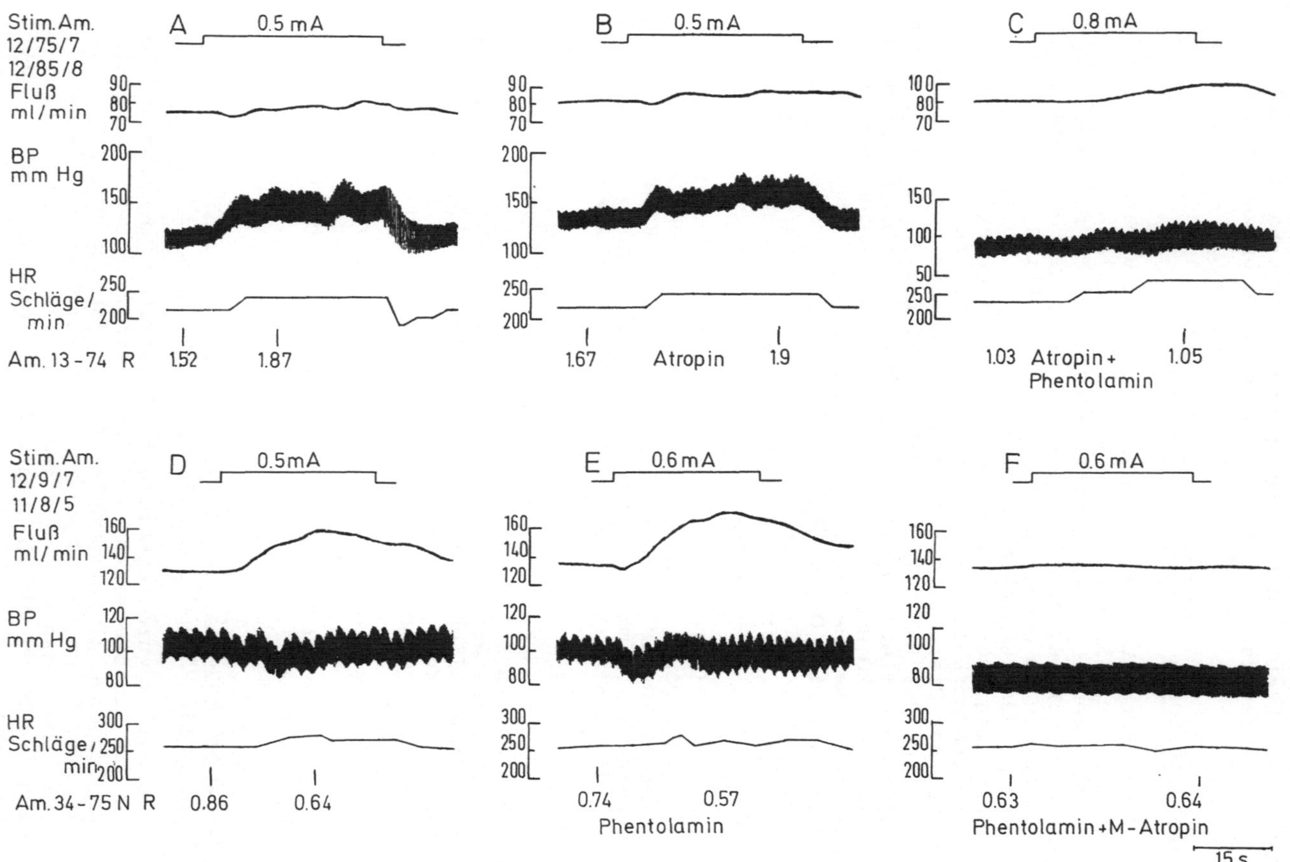

Stim.Am.
12/75/7
12/85/8
Fluß ml/min
BP mm Hg
HR Schläge/min
Am. 13-74 R
A   0.5 mA
1.52   1.87
B   0.5 mA
1.67   Atropin   1.9
C   0.8 mA
1.03   Atropin + Phentolamin   1.05
90 80 70
200 150 100
250 200
Stim.Am.
12/9/7
11/8/5
Fluß ml/min
BP mm Hg
HR Schläge/min
Am. 34-75 N R
D   0.5mA
0.86   0.64
E   0.6 mA
0.74   0.57
Phentolamin
F   0.6 mA
0.63   0.64
Phentolamin + M-Atropin
160 140 120
120 100 80
300 250 200
15 s

Die Reizung des Mandelkernkomplexes führte zu tachykarden Blutdruckanstiegen. Sofern die Auslösung des Barorezeptorenreflexes während
der ersten 10 - 15 sec der Mandelkernreizung erfolgte, war die re-
flexbedingte Bradykardie sehr stark gehemmt, während sie danach wieder auslösbar war. Aus Abb. 5b ist ersichtlich, daß die sympathische
Komponente des Barorezeptorenreflexes (Hemmung des Vasokonstriktoren-
tonus) während der Mandelkernreizung nicht wesentlich beeinträchtigt
war.

Die dritte Methode schließlich, die zur Auslösung des Barorezeptorenreflexes führt, ist die Injektion einer vasokonstriktorisch wirksamen
Substanz. In den vorliegenden Experimenten wurde Angiotensin II verwendet. Hierbei löst der Anstieg des arteriellen Drucks eine Bradykardie aus, deren Ausmaß abhängig vom erreichten Druck ist. Die Abhängigkeit des Intervalls zwischen zwei Herzschlägen (pulse interval)
von der arteriellen Drucksteigerung (arteriel pressure) wird in einer
Kurve dargestellt, deren Steilheit somit ein Maß für die Empfindlichkeit der Reflexantwort darstellt (Abb. 6). Während der frühen Phase
elektrischer Stimulation des Mandelkerns kommt es zu einer signifikanten Abnahme der Empfindlichkeit der vagalen Komponente des Barorezeptorenreflexes, sichtbar in einer Abflachung des Kurvenverlaufs
(24).

Um auszuschließen, daß die Reflexbeeinflussung ein Artefakt der elektrischen Mandelkernreizung darstellt, wurde die Reflexempfindlichkeit
bei einer natürlichen Abwehrreaktion geprüft. Hierbei wurde das Tier,
an welchem die Messungen vorgenommen wurden, kurzzeitig durch ein
zweites aggressives Tier bedroht (Konfrontation). Während dieses durch
natürliche Reize ausgelösten Abwehrverhaltens wurde ein Abnahme der
Reflexempfindlichkeit gemessen, die nicht unterschieden war von der,
die bei elektrischer Mandelkernreizung beobachtet wurde. Ähnliche Befunde wurden bei einer Reihe anderer, durch natürliche Reize ausgelösten Verhaltensmuster (Trinken, Töten von Mäusen) erhoben.

*Nachweis einer mehrfachen zentralen Repräsentation der durch Mandel-
kernreizung ausgelösten Verhaltens- und Kreislaufmuster*

In den früheren Experimenten von DE MOLINA und HUNSPERGER (21) wurde
für agonistisches Verhalten eine longitudinale Organisation innerhalb
des ZNS postuliert, d.h. daß dieses Verhalten in verschiedener Kom-
plexität und Differenzierung von limbischen, hypothalamischen und
mesenzephalen Arealen auslösbar ist. Eine ähnliche Hypothese wurde

◁ **Abb. 4A-C.** Elektrische Reizung des zentralen Mandelkerns induzierte
bei der leicht narkotisierten Katze eine Tachykardie, einen Anstieg
des arteriellen Drucks und eine poststimulatorische Bradykardie. Der
Blutfluß in der Aorta abdominalis distal der Nierenarterien war praktisch unverändert, so daß ein Anstieg des peripheren Widerstandes re-
sultierte (A). Atropin (0,7 mg/kg) beseitigte die poststimulatorische
Bradykardie (B), α-Blockade mittels Phentolamin beseitigte den Blutdruckanstieg, obgleich die Reizstärke erhöht wurde (C). Reizung des
großzelligen Teils des basalen Mandelkerns führte zu einem Anstieg
der Durchblutung in den hinteren Extremitäten (A). Der Blutdruck war
kurzzeitig gesenkt, bei höheren Reizintensitäten war er anschließend
erhöht. Phentolamin (0,8 mg/kg) hatte keinen Einfluß auf diese Kreislaufreaktionen, während sowohl Atropin als auch Methyl-Atropin
(0,7 mg/kg) die Vasodilatation beseitigte

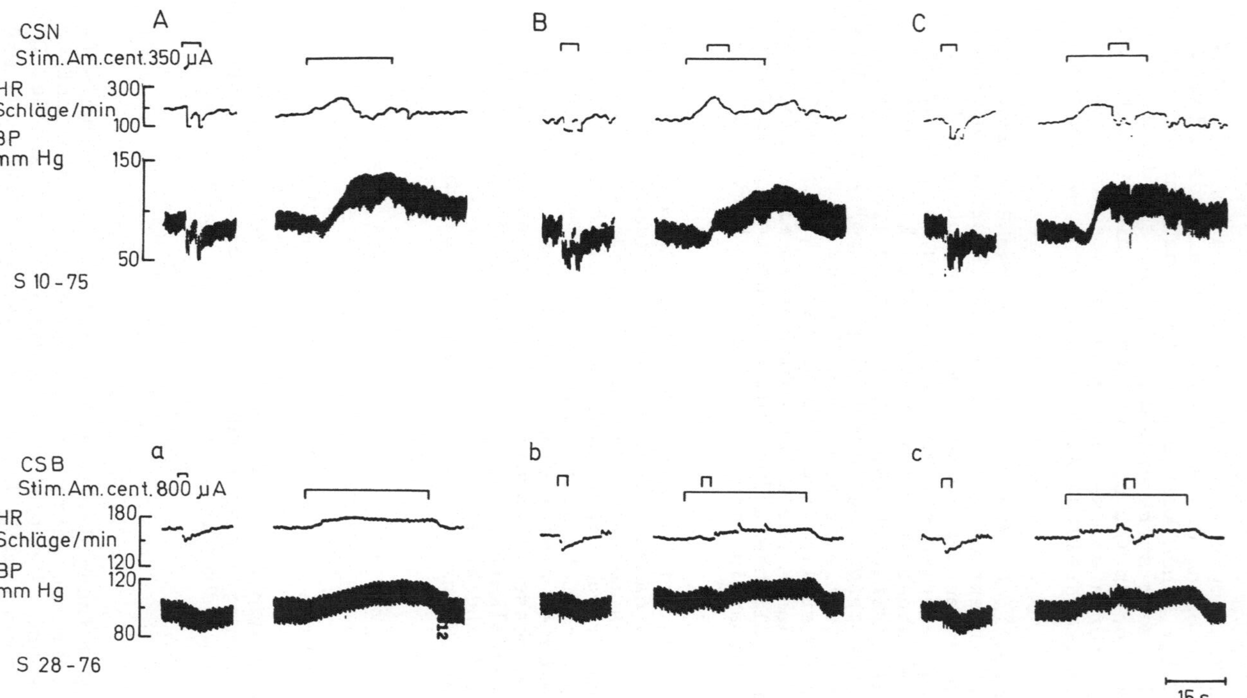

CSN
Stim.Am.cent.350 µA
A
B
C
HR
Schläge/min
300
100
BP
mm Hg
150
50
S 10 - 75
CSB
Stim.Am.cent.800 µA
a
b
c
HR
Schläge/min
180
120
BP
mm Hg
120
80
12
S 28 - 76
15 s

für die cholinerge Vasodilatation (31) und auch für die damit verbundenen Änderungen des arteriellen Drucks sowie der Herzfrequenz erstellt
(12 - 14). Ausgehend von diesen Vorstellungen wurde versucht, eine longitudinale Organisation für das komplexe Verhaltensmuster, das bei Reizung des zentralen Mandelkerns ausgelöst werden konnte, nachzuweisen.

Hierzu wurde der postero-laterale Teil des Hypothalamus sowie der Locus
coeruleus elektrisch gereizt. Bei diesen Reizungen konnte ebenfalls
ein Aufmerksamkeitsverhalten kombiniert mit Komponenten von Drohgebaren
(abhängig von der Reizintensität) ausgelöst werden. In gleicher Weise
konnte während solcher Reizungen ein dauerhafter Blutdruckanstieg,
eine Zunahme des peripheren Widerstandes in den Muskelgefäßen der hinteren Extremitäten sowie eine poststimulatorische Bradykardie ausgelöst
werden (Abb. 7). Während hypothalamischer Reizung konnte darüber hinaus
regelmäßig, bei Reizung des Locus coeruleus nur selten, eine Tachykardie
ausgelöst werden.

Diskussion

Die hier zusammengefaßten Experimente zeigen, daß der Mandelkernkomplex
in zumindest zwei funktionell unterschiedliche Areale (basaler und zentraler Anteil) unterteilt werden kann. Elektrische Reizung sowohl des
zentralen als auch des basalen Kerngebietes führte zu einer Aufmerksamkeitsreaktion, begleitet von einer Aktivierung des sympathischen
Nervensystems sichtbar an Veränderungen des kardiovaskulären Systems,
die durch pharmakologische Blockade näher charakterisiert werden konnte. Reizung des zentralen Mandelkerns führte zu einer α-adrenerg ver-
mittelten Vasikonstriktion in den Muskelgefäßen der hinteren Extremitäten, während Reizung des basalen Mandelkerns zu einer Atropin-empfind-
lichen kurzzeitigen Vasodilatation führte, die in ähnlicher Weise für
den Mandelkern (15) und auch für hypothalamische Reize (8,30) beschrieben wurde und eindeutig über das sympathische Nervensystem vermittelt
ist (16,30).

◁ Abb. 5A-C. Elektrische Sinusnervenreizung mit 60 Imp · s^{-1}, 0,5 ms am
wachen Tier induzierte eine Blutdrucksenkung und eine Bradykardie, deren Dauer von der Reizdauer und deren Ausmaß von der Intensität der
Reizung abhängig war. Im vorliegenden Fall wurde mit 3,8 V gereizt.
Unter diesen Bedingungen zeigte sich, daß der Reflex nur während der
Exspiration, nicht jedoch während der Inspiration auslösbar war. Reizungen des Mandelkernkomplexes an der Grenze zwischen basalem und
zentralem Teil resultierten in einem kurzdauernden Abfall mit nach-
folgendem Anstieg des Blutdrucks (A). Wurde der Barorezeptorenreflex
5 sec nach Beginn der Mandelkernreizung appliziert, war der Reflex
gehemmt (B). Wurde der Reflex 10 oder 15 sec nach Beginn der Mandelkernreizung ausgelöst, so war sowohl die durch Auslösung des Barorezeptorenreflexes bedingte Blutdrucksenkung als auch die Bradykardie
voll auslösbar (C). Die Kontrollreflexe sind jeweils vor den kombinierten Amygdala-Sinusnerven-Reizungen dargestellt. Reizung des zentralen Mandelkerns am leicht narkotisierten Tier induzierte einen tachykarden Anstieg des arteriellen Drucks und eine poststimulatorische
Bradykardie (a). Zu verschiedenen Zeiten (5, 12 s) nach Reizbeginn
wurde der Barorezeptorenreflex mit Hilfe eines Ballonkatheters (CSB)
ausgelöst. Während der ersten 4 - 5 sec der Mandelkernreizung war die
Bradykardie, die durch den Barorezeptorenreflex ausgelöst wurde, gehemmt (b), zwischen 5 und 10 sec vermindert und nach 20 sec voll auslösbar (c). Kontrollreize des Karotissinus wurden regelmäßig vor
Durchführung der kombinierten Reizungen durchgeführt und in der Abbildung dokumentiert

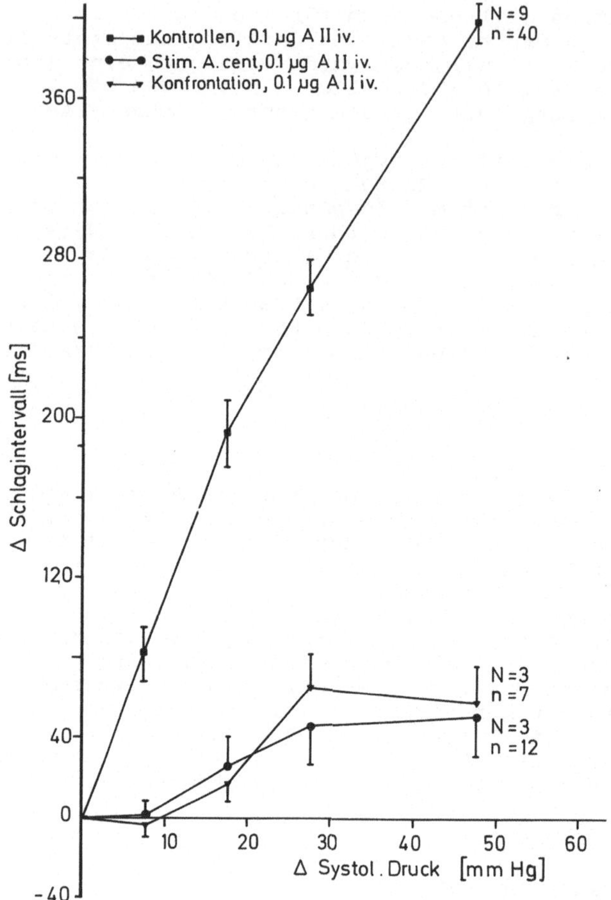

Abb. 6. Die Sensitivität der vagalen Komponente des Barorezeptorenreflexes ist durch die Steilheit der Kurve gegeben, die man erhält,
wenn der durch i.v. Applikation von 0,1 µg AII ausgelöste Anstieg des
systolischen Blutdrucks *(Abszisse)* gegen die dadurch bedingte Zunahme des Zeitintervalls zwischen zwei Herzschlägen *(Ordinate)* aufgetragen wird. Während psychomotorischen Verhaltens entweder durch elektrische Reizung des zentralen Mandelkerns (A. cent.) oder auf natürliche
Weise durch eine zweite angreifende Katze ausgelöst (Konfrontation),
kommt es zu einer signifikanten Abnahme der Empfindlichkeit der vagalen Komponente des Barorezeptorenreflexes. *N* Anzahl der Tiere, *n* Anzahl
der Versuche

Diese Vasodilatation gilt als charakteristisch für die Abwehrreaktion
(1,2). Auch bei den hier vorgelegten Untersuchungen konnte dies für
den basalen Mandelkern bestätigt werden. Daß eine elektrische Reizung
des zentralen Mandelkerns nicht zu einer sympathisch-adrenergen Vasokonstriktion führt, paßt somit zu dem Befund, nach dem Reizung dieses
Kerngebietes mit höheren Reizintensitäten ebenfalls nicht zu einer
"defence-reaction" sondern zu einem Verhalten führt, welches durch erhöhte Aufmerksamkeit und Drohgebaren charakterisiert ist. Dieses Kreislaufmuster ist somit dem vergleichbar, welches von ADAMS et al. (3)
bei natürlich ausgelöstem agonistischen Verhalten von Katzen registriert
wurde. Diese Autoren konnten in frühen Phasen agonistischen Verhaltens

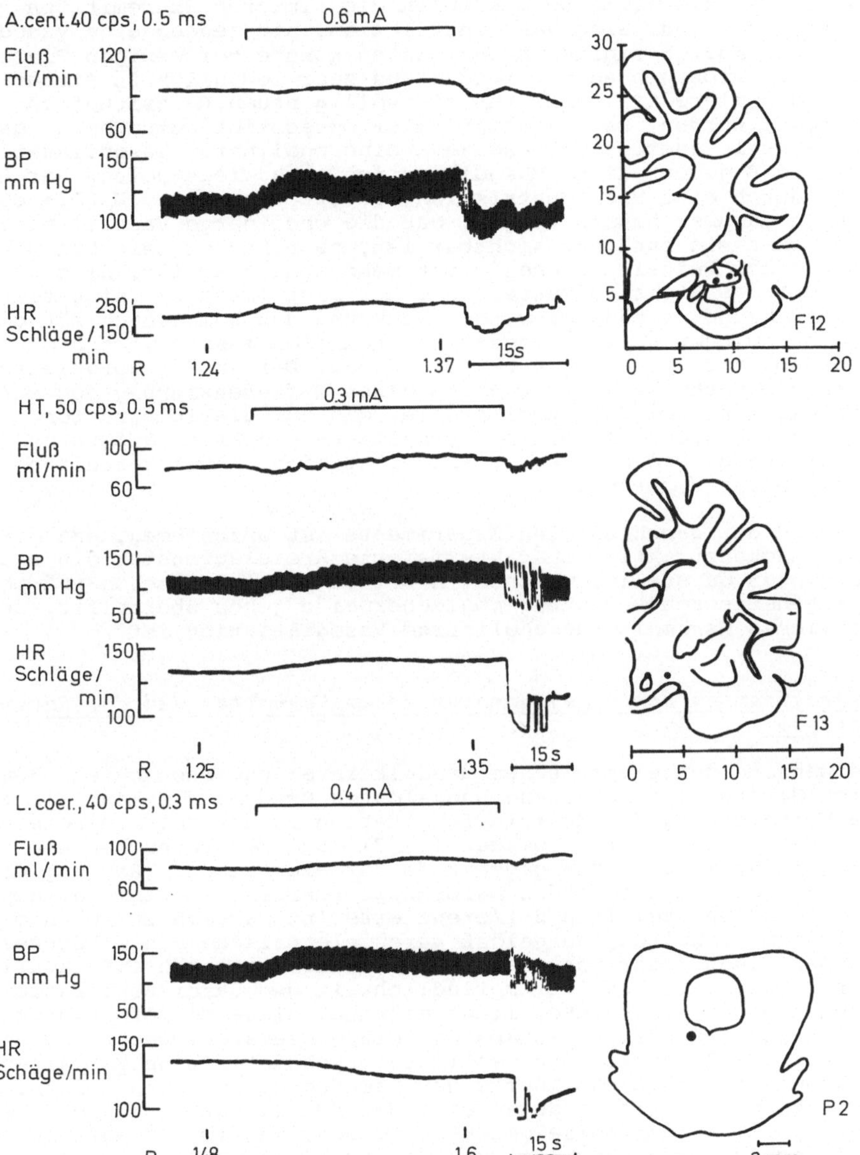

Abb. 7. Im *oberen Teil* der Abbildung ist eine Reizung des zentralen Mandelkerns, im *mittleren Teil* des postero-lateralen Hypothalamus und im *unteren Teil* des Locus coeruleus dargestellt. Die histologisch verifizierten Elektrodenpositionen sind jeweils im *rechten Teil* der Abbildung eingetragen. Reizung der drei Kerngebiete mit unterschiedlichen Reizintensitäten führte zu einem Blutdruckanstieg bei gleichbleibendem Fluß der Aorta abdominalis. Die sich hieraus ergebende Steigerung des peripheren Widerstandes ist in Zahlenwerten am unteren Rand der Kurve angegeben. Am Ende der Reizung ist eine deutliche Bradykardie zu beobachten. Reizung des zentralen Mandelkerns sowie Hypothalamus führt zu einer leichten Tachykardie, während Reizung des Locus coeruleus zu einer geringgradigen Bradykardie führte

und solange die Tiere beim Kämpfen die hinteren Extremitäten nicht bewegten, immer nur eine Vasokonstriktion, nie jedoch eine Vasodilatation auslösen. Nur in einigen Experimenten konnte bei wenigen Tieren eine Vasodilatation beobachtet werden und zwar lediglich in Situationen, in denen die Tiere mit einer für sie völlig neuen Reizsituation (33) konfrontiert wurden. Es erscheint daher berechtigt anzunehmen, daß nur neue - evtl. angstbetonte Reize - eine cholinerge Vasodilatation auslösen, daß jedoch diese Vasodilatation nach Wiederholung der Reizsituation durch eine Vasokonstriktion ersetzt wird (33). MARTIN et al. (20) konnten darüber hinaus zeigen, daß die cholinerge Vasodilatation selbst dann, wenn sie zunächst sichtbar ist, nach kurzer Zeit bei Wiederholung identischer Reizsituationen nicht mehr auslösbar ist. Dies weist darauf hin, daß das Kreislaufmuster in einer bestimmten Reizsituation aufgrund von Erfahrung abgeändert werden kann und daß somit auch für die Integration solcher verschiedenartiger Reaktionsmuster verschiedene neuronale Substrate angenommen werden müssen. Der in der vorgelegten Arbeit erbrachte Nachweis einer funktionellen Differenzierung des Mandelkernkomplexes in zumindest zwei Areale, die für die Integration nur zum Teil verschiedener komplexer Verhaltens- und Kreislaufmuster (Vasokonstriktion, Drohgebaren, - Vasodilatation, Abwehrverhalten) unterstützt diese Hypothese.

Aufgrund der geschilderten Experimente ist anzunehmen, daß das durch eine Vasokonstriktion charakterisierte Kreislaufmuster ein elementares Muster darstellt, welches in seiner physiologischen und potentiell pathogenetischen Bedeutung möglicherweise jenes übertrifft, dessen wesentliches Merkmal eine cholinerge Vasodilatation ist.

Interaktion zwischen psychomotorischem Verhalten und dem Barorezeptorenreflex

Die während der elektrischen Mandelkernreizung beobachtete Hemmung der durch Barorezeptorenreizung ausgelösten Bradykardie kann als zusätzliche Verbesserung der Kreislaufadaptation an das reizbedingte agonistische Verhalten gewertet werden (11,7). Bei den Versuchen konnte außerdem gezeigt werden, daß gegen Ende der elektrischen Reizung die Hemmung der vagalen Komponente des Barorezeptorenreflexes wenig ausgeprägt war. Da eine solche zeitlich differenzierte Interaktion zwischen psychomotorischem Verhalten, ausgelöst durch elektrische Mandelkernreizung oder artspezifisch natürlich ausgelöste Abwehr sowie während natürlicher Nahrungsaufnahme und der Empfindlichkeit des Barorezeptorenreflexes beobachtet werden konnte, liegt es nahe, diese differenzierte Interaktion als integralen Bestandteil eines Kreislaufmusters zu begreifen, welches zur Adaptation an bestimmte psychomotorische Verhaltensweisen notwendig ist. Daß das Ausmaß der Hemmung der vagalen Komponente des Barorezeptorenreflexes gegen Ende der Reizsituation abnimmt, könnte funktionell in der Weise gedeutet werden, daß im Verlauf eines psychomotorischen Verhaltens der Grad der emotionalen Beteiligung nachläßt. Insofern ist die Beobachtung interessant, nach der während Spontanverhaltens von Katzen eine Hemmung der vagalen Komponente des Barorezeptorenreflexes positiv mit dem Grad der Aufmerksamkeit korreliert ist (24). Auch beim Menschen konnte eine ähnliche Korrelation gefunden werden (26).

Beitrag zur Organisation der zentralen Kreislaufregulation

Der Befund, daß das Kreislaufmuster, welches eine Vasokonstriktion beinhaltet, ebenso wie das zugehörige psychomotorische Verhalten sowohl bei Reizung des zentralen Mandelkerns als auch des Hypothalamus und

des Locus coeruleus ausgelöst werden kann, weist darauf hin, daß für
dieses komplexe agonistische Verhalten eine longitudinale Organisation
besteht. Unterschiede zwischen den drei Reaktionsmustern bestehen lediglich hinsichtlich der Tatsache, daß die Latenzen vom Reizbeginn bis
zum Auftreten psychomotorischer Reaktionen für Reizungen des Hypothalamus sowie des Locus coeruleus deutlich kürzer waren als jene für Mandel-
kernreizungen und daß ebenfalls die Reaktionen unmittelbar nach Reizende aufhörten, wenn der Hypothalamus und der Locus coeruleus gereizt
wurden, daß jedoch die Reaktionen den Reiz um mehrere Sekunden über-
dauerten, wenn der zentrale Mandelkern gereizt wurde.

Aufgrund der Untersuchungen von WARD und GUNN (32) ist bekannt, daß
die durch Reizung des Locus coeruleus ausgelösten Blutdruckanstiege
nur beobachtet werden können, wenn ventro-lateral gelegene Anteile
der Medulla oblongata intakt sind. Es ist daher wahrscheinlich, daß
auch die in dieser Arbeit zusätzlich beobachtete Vasikonstriktion in
den Gefäßen distal der Aorta abdominalis in gleicher Weise von der
Intaktheit dieses Gebietes abhängig sind. Dieses in der ventro-late-
ralen Region der Medulla oblongata gelegene Gebiet entspricht jenem
Areal, von welchem die von DAHLSTRÖM und FUXE (6) beschriebenen des-
zendierenden noradrenergen Fasern (A1) ihren Ausgang nehmen und zur
intermedio-lateralen Säule des Rückenmarks ziehen, um dort eventuell
auf präsynaptische sympathische Neurone projiziert zu werden; ein Befund, der auch für die Katze mit Hilfe der Meerrettichperoxidase-Me-
thode bestätigt werden konnte (4). Dieses Areal liegt nahe der Oberfläche der Medulla oblongata und ist auch für die Auslösbarkeit der
durch Hypothalamusreizung bedingten Kreislaufreaktionen notwendig (9).
Es ist daher anzunehmen, daß es sich hierbei um ein Areal handelt, in
welchem möglicherweise die durch zentrale Reizungen ausgelösten Akti-
vierungen des sympathischen Nervensystems auf deszendierende Fasern
(im Sinne einer gemeinsamen Endstrecke) umgeschaltet werden und so die
präganglionären Neurone des sympathischen Nervensystems erreichen.

Zusammenfassung und Schlußfolgerungen

Mit der Methode der elektrischen Reizung limbischer (Nucl. Amygdalae)
hypothalamischer (postero-lateraler Anteil) und mesenzephaler (Locus
coeruleus) Kerngebiete konnte gezeigt werden, daß innerhalb des ZNS
eine longitudinale Organisation für ein komplexes psychomotorisches
Verhaltensmuster besteht, welches durch erhöhte Aufmerksamkeit und
Drohgebaren gekennzeichnet ist. Die gleichzeitig beobachtbaren kardiovaskulären Reaktionen waren: ausgeprägter Anstieg des arteriellen
Drucks, sympathisch-adrenerge Vasokonstriktion in den hinteren Extremitäten, Tachykardie während und Bradykardie am Ende des Reizes. Zu
Beginn der Reizung konnte eine starke Hemmung, gegen Ende der Reizung
nur eine schwache Hemmung der vagalen Komponente des Barorezeptorenreflexes nachgewiesen werden. Da eine solche zeitlich differenzierte
Interaktion des Barorezeptorenreflexes auch bei natürlich ausgelöstem
psychomotorischem Verhalten gesehen wurde, liegt es nahe, als Ursache
dieser differenzierten Interaktion unterschiedliche Grade der emotionalen Beteiligung während psychomotorischen Verhaltens anzunehmen.

Das beschriebene Reaktionsmuster existiert neben dem bislang bekannten
Muster der "defence reaction", deren wesentliches Kreislaufmerkmal
eine sympathisch-cholinerge Vasodilatation ist. Diese sympathisch-
cholinerge Vasodilatation habituiert relativ früh und scheint beschränkt
auf angstbetonte Situationen. Im Gegensatz dazu persistiert das aus-
führlich dargestellte Reaktionsmuster mit Vasokonstriktion und scheint
Teil eines Kreislaufmusters zu sein, welches Aufmerksamkeitsreaktionen
begleitet. Der anhaltende Anstieg im errechneten peripheren Widerstand,

häufiges Auftreten und Persistenz lassen dieses Kreislaufmuster von
großer Bedeutung für pathogenetische Vorgänge, zum Beispiel bei der
Genese der essentiellen Hypertonie, erscheinen.

Literatur

1 ABRAHAMS VC, HILTON SM, ZBROZYNA AW (1960) Active muscle vasodilatation produced by stimulation of the brain stem: its significance
  in the defence reaction. J Physiol (London) 154: 491-513

2 ABRAHAMS VC, HILTON SM, ZBROZYNA AW (1964) The role of active muscle
  vasodilatation in the alerting stage of the defence reaction. J
  Physiol (London) 171: 189-202

3 ADAMS DB, BACCELLI G, MANCIA G, ZANCHETTI A (1969) Cardiovascular
  changes during naturally elicited fighting behaviour in the cat.
  Am J Physiol 216: 1226-1235

4 AMENDT K, CZACHURSKI J, DEMBROWSKY K, SELLER H (1978) Neurons with-
  in the "chemosensitive area" on the ventral surface of the brain
  stem which project to the intermediolateral column. Pflügers Arch
  375: 289-282

5 BARD P (1960) Anatomical organization of the central nervous system
  in relation to control of the heart and blood vessels. Physiol Rev,
  Suppl 4: 3-26

6 DAHLSTRÖM A, FUXE K (1965) Evidence for the existence of monoamine
  neurons in the central nervous system. Acta Physiol Scand 64, Suppl
  247: 1-85

7 DJOJOSUGITO AM, FOLKOW B, KYLSTRA PH, LISANDER B, TUTTLE RS (1970)
  Differentiated interaction between the hypothalamic defence reaction
  and baroreceptor reflexes. I. Effects on heart rate and regional
  flow resistance. Acta Physiol Scand 78: 378-385

8 FEIGL E, JOHANNSON B, LÖFVIN B (1964) Renal vasoconstriction and the
  "defense reaction". Acta Physiol Scand 62: 429-435

9 GUERTZENSTEIN PG, HILTON SM, MARSHALL JM, TIMMS RJ (1978) Experiments of the origin of vasomotor tone. J Physiol (London) 275:
  78-79

10 HERZ A, TESCHENMACHER H, HOFSTETTER A, KURZ H (1965) The importance
   of lipid-solubility for the central action of cholinolytic drugs.
   Int J Neuropharmacol 4: 207-218

11 HILTON SM (1963) Inhibition of baroreceptor reflexes on hypothalamic
   stimulation. J Physiol (London) 165: 56

12 HILTON SM (1965) Hypothalamic control of the cardio-vascular responses in fear and rage. In: The scientific basis of medicine an-
   nual reviews, Athlone Press, London, pp 217-238

13 HILTON SM (1970) Fright, flight or fight. Adv Sc 27: 144-152

14 HILTON SM (1975) Ways of viewing the central nervous control of the
   circulation - old and new. Brain Res 87: 213-219

15 HILTON SM, ZBROZYNA AW (1963) Defence reaction from the amygdala
   and its afferent and efferent connections. J Physiol (London) 165:
   160-173

16 HOREASECK G, JÄNIG W, KIRCHNER F, THÄMER V (1976) Activation and
   inhibition of muscle and cutaneous postganglionic neurones to hind-
   limb during hypothalamically induced vasoconstriction and atropin-
   sensitive vasodilation. Pflügers Arch 361: 231-240

17 LEYHAUSEN P (1973) Verhaltensstudien an Katzen. Parey, Berlin
   Hamburg

18 MAC LEAN PD (1952) Some psychiatric implications of physiological
   studies on fronto-temporal portion of limbic system (visceral
   brain). Electroencephalogr Clin Neurophysiol 4: 407-418

19 MAC LEAN PD (1958) Contrasting functions of limbic and neocortical
   system of the brain and their relevance to psychophysiological
   aspects of medicine. Am J Med 25: 611-626

20 MARTIN J, SUTHERLAND CJ, ZBROZYNA AW (1976) Habituation and con-
   ditioning of the defence reactions and their cardiovascular compo-
   nents in cats and dogs. Pflügers Arch 365: 37-47

21 MOLINA FA De, HUNSPERGER RW (1962) Organization of the subcortical
   system governing defence and flight reactions in the cat. J Physiol
   160: 200-213

22 PROBRAM KH, McGUINNESS D (1975) Arousal, activation and effort in
   the control of attention. Psychol Rev 82: 116-149

23 REINOSO-SUAREZ F (1961) Topographischer Hirnatlas der Katze für
   experimental-physiologische Untersuchungen. Merck, Darmstadt

24 SCHLÖR KH, STOCK G (1978) Modification of baroreceptor reflex
   during affective behaviour elicited by natural stimuli or by amygdaloid stimulation. Neuroscience Letters. Abstract of the Second
   European Neuroscience Meeting Florence, Suppl 1: 18

25 SCHLÖR KH, HEIDT H, BUSS J, STOCK G (1975) The influence of the
   amygdaloid complex on cardiovascular parameters. Pflügers Arch 395:
   R73

26 SMYTH HS (1972) Diskussionsbeitrag zu DELL P: Nucleus fasciculus
   solitarious activity visceral afferents and somatic functions. In:
   HOCKMAN CH (ed) Limbic System mechanisms and autonomic function.
   Thomas, Springfield, pp 139-151

27 STOCK G (1978) Einflüsse limbischer Kerngebiete auf Kreislauf und
   affektives Verhalten (Physiologische und neuropharmakologische
   Untersuchungen). Habilitationsschrift, Heidelberg

28 STOCK G, HEINEMANN H, BERGANDE F (1976) Changes in excitability
   of amygdaloid and septal nuclei induced by medazepam hydrochloride.
   Psychopharmacol (Berlin) 46: 197-203

29 STOCK G, SCHLÖR KG, HEIDT H, BUSS J (1978) Psychomotor behaviour
   and cardiovascular patterns during stimulation of the amygdala.
   Pflügers Arch 376: 177-184

30 THÄMER V, KIRCHNER F, STOCK G (1974) Muskeldurchblutung und sympathische Aktionspotentiale während einer Vasodilatation durch
   zentrale Reizung. Basic Res Cardiol 3: 320-330

31 UVNÄS B (1967) Cholinergic vasodilator innervation to skeletal
   muscles. Circ Res 20 Suppl I

32 WARD DG, GUNN CG (1976) Locus coeruleus complex: elicitation of a
   pressor response and a brain stem region necessary for its occur-
   rence. Brain Res 107: 401-407

33 ZANCHETTI A, BACCELLI G, MANCIA G (1971) Cardiovascular effects
   of emotional behaviour. In: BARTORELLI C, ZANCHETTI A (eds) Cardiovascular regulation in health and disease. Casa Editrice "Il Ponto",
   Milano, pp 17-32

Das Gehirn Renin-Angiotensin System: Ein Modell für die Synthese von Peptiden im Gehirn

T. Unger, G. Speck und D. Ganten

Pharmakologisches Institut der Universität Heidelberg, Im Neuenheimer Feld 366, D-6900 Heidelberg 1

Peptide im Gehirn

Die Synthese, Speicherung und Ausschüttung von Peptiden durch Nervenzellen ist bekannt seit der Erforschung eines Vorgangs, der mit "Neu-
rosekretion" bezeichnet wird (1): Neurone, die im Hypothalamus ihren
Ausgangspunkt haben, erreichen mit ihren Axonen den Hypophysenhinter-
lappen und bewirken, daß von hier aus Peptid-Hormone (Antidiuretisches
Hormon (ADH) und Oxytozin) in den Blutkreislauf freigesetzt werden. Im
Hypophysenvorderlappen werden die sezernierten Hormone lokal gebildet.
Hier greifen im Hypothalamus gebildete Peptide ("releasing- und in-
hibiting factors") regulierend in die Ausschüttung der Peptidhormone
ein.

Entgegen früheren Ansichten haben die Ergebnisse der letzten Jahre gezeigt, daß derartige neurosekretorische Zellen keine Ausnahmeerschei-
nung im Nervensystem sind. Sie weisen vielmehr weitgehende Ähnlichkei-
ten mit denjenigen Neuronen auf, die klassische "Neurotransmitter",
also z.B. Acetylcholin oder Noradrenalin, produzieren, speichern und
in den synaptischen Spalt freisetzen.

Diese Erweiterung unseres Wissens verdanken wir der Tatsache, daß man
heute auch geringe Mengen von Peptiden aus Hirngewebe isolieren, charakterisieren und mit Hilfe von Radioimmunoassays in definierten Teilen
des Gehirns messen kann. Weiterhin kann man die Verteilung von Peptiden
im Gehirn mit immun-histochemischen Methoden untersuchen.

Neben diesen methodischen Fortschritten hat die Aufdeckung von wichtigen, bislang unbekannten biologischen Funktionen vieler Peptide dazu
beigetragen, die Forschungsarbeit auf diesem Gebiet zu intensivieren.

Im Mittelpunkt des Interesses stehen gegenwärtig die Opiat-artigen Peptide wie Enkephaline und Endorphine (2), die Peptide der Hypophyse (3),
die "releasing factors" (4), Substanz P (5), Neurotensin, Prolactin,
Angiotensine, Kinine u.a. (6).

Verteilung von Peptiden im Gehirn

Es wurden ausgeprägte Unterschiede in der Verteilung einzelner Peptide
hinsichtlich des Verteilungsmusters, der Dichte des Netzes von Nervenendigungen, und der Lokalisation peptidenthaltender Zellkörper gefunden
(6). Eine Sonderstellung scheinen der Hypothalamus, die "median eminence" und das Corpus amygdaloideum einzunehmen; diese Hirnregionen enthalten alle untersuchten Peptide in oft hoher Konzentration (7).

Von den einzelnen bisher bekannten Peptiden sind die Opiat-ähnlichen
Peptide neben der Substanz P am weitesten im Gehirn verbreitet. Mit

immun-histochemischen Methoden hat man in über 15 verschiedenen Hirnarealen Zellkörper gefunden, die Enkephaline enthalten. Enkephalin-
positive Nervenendigungen finden sich in den meisten hypothalamischen
Hirnkernen, aber auch im Thalamus und in anderen Hirnkerngebieten.

Überraschend in der Hirnpeptidforschung waren zunächst die Befunde,
daß Peptide, die zuvor einer bestimmten Lokalisation und Funktion zugeordnet waren, nun auch in anderen Hirnarealen gefunden wurden. So
wurden Oxytozin, Vasopressin und Neurophysin außer im Nucleus supraopticus und Nucleus paraventricularis noch in mehreren anderen hypothalamischen und extrahypothalamischen Hirnarealen und im Rückenmark
lokalisiert. Ähnliches gilt für Somatostatin, Thyrotropin releasing
hormone (TRH) und luteinizing hormone releasing hormone (LHRH).

Umgekehrt wurden auch Peptide, von denen bisher nur periphere Lokalisation und Funktion bekannt waren, jetzt in spezifischen Hirnarealen
gefunden. Zu diesen Peptiden gehören "vasoactive intestinal peptide"
(VIP), Gastrin und Angiotensin (3-7).

Angiotensin

Dem Angiotensin kommt nach dem klassischen Renin-Angiotensin System
(RAS) eine periphere Lokalisation und Funktion zu. Angiotensin II
(ANG II) ist das wirksame Peptid des RAS, das ursprünglich ausschließ-
lich mit der Niere und Funktionen außerhalb des ZNS verknüpft wurde.
Das Nieren-RAS ist weitgehend erforscht (8) (Abb. 1). Reize, wie z. B.
Abnahme des renalen Perfusionsdruckes bei Nierenarterienstenose oder
Natriumverarmung, setzen das Enzym Renin (3.4.99.19) aus dem juxta-
glomerulären Apparat der Niere frei; von einem in der Leber gebilde-
ten Protein-Substrat, dem Angiotensinogen, spaltet Renin im Blut ein
Decapeptid, das Angiotensin I (ANG I), ab. ANG I wird durch ein "Converting Enzym" in das Oktapeptid ANG II umgewandelt. Dieses greift an
speziellen Rezeptoren der glatten Gefäßmuskulatur an und verursacht
Vasokonstriktion und damit Blutdruckerhöhung; weiter stimuliert es
die Ausschüttung von Aldosteron in die Zirkulation, was wiederum Salz-
und Wasserretention zur Folge hat. Das Peptid wird durch sogenannte
Angiotensinasen schnell abgebaut und hat eine Halbwertszeit im Plasma
von 30 sec.

Renin wurde jedoch nicht nur in der Niere, sondern auch in anderen
peripheren Organen wie Uterus, Glandula submaxillaris, Nebenniere,
Arterienwand und im Gehirn gefunden (8,9,10).

Im Gehirn wurden darüber hinaus neben dem Enzym Renin auch die anderen Komponenten des RAS systematisch erforscht: Angiotensinogen, ANG I,
"Converting Enzym", ANG II, spezifische ANG II-Rezeptoren und die An-
giotensin-abbauenden Angiotensinasen sind sämtlich im Gehirn vorhanden.

ANG II-Immunreaktivität ließ sich nachweisen in Zellkörpern des Nucleus paraventricularis und in der Area perifornicularis des Hypothalamus,
ANG II-positive Nervenendigungen wurden in verschiedenen hypothalamischen Kernen, wie z.B. im Nucleus dorsomedialis und im ventro-basalen
Hypothalamus, aber auch in der "median eminence", dem Nucleus amygdalae
centralis und in zahlreichen Regionen des Hirnstammes und des Rücken-
markes gefunden (6,7) (s. Tabelle 1).

Da alle Komponenten des RAS im Gehirn vorhanden und zum Teil charakterisiert sind, fassen wir das Gehirn-RAS als ein Modell-Enzymsystem für
die Freisetzung von biologisch aktiven Peptiden aus hochmolekularen
Vorstufen im Gehirn auf.

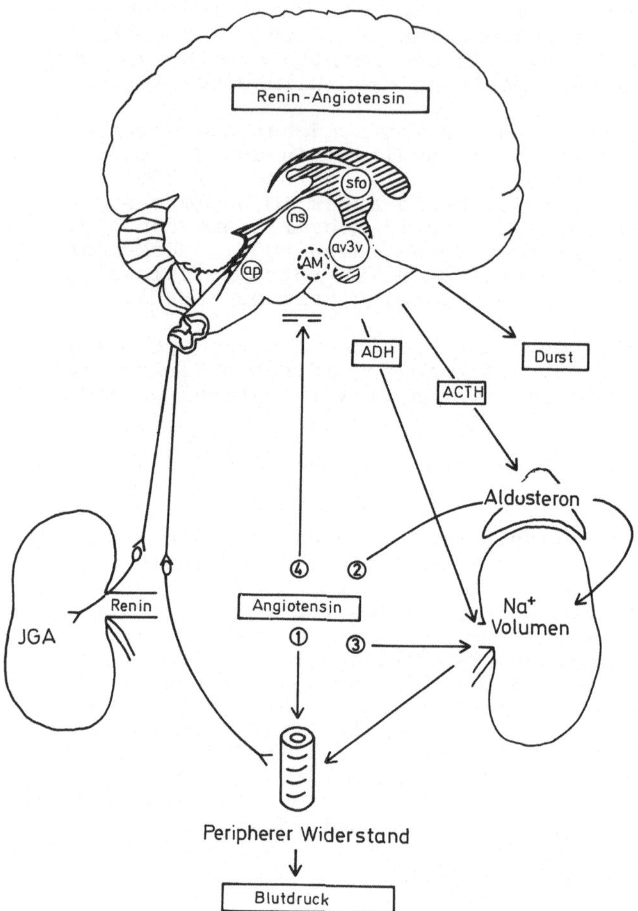

Abb. 1. Schematische Darstellung des Renin-Angiotensin-Systems und der Angiotensin-Effekte in verschiedenen Geweben. *(1)* Vasokonstriktion, *(2)* Stimulation der Aldosteron-Sekretion, *(3)* direkter Einfluß auf die Natrium-Retention in der Niere, *(4)* Einfluß auf Hirnfunktionen. Für Angiotensin empfindliche Hirnareale sind gekennzeichnet: *ap* area postrema, *ns* Nucleus submedialis, *sfo* Subfornikalorgan, *av3v* anterio-ventraler Anteil des dritten Ventrikels. Diese Stellen im Gehirn können durch zirkulierendes und/oder Gehirn-Angiotensin stimuliert werden. Pfeile ohne Zahl weisen auf Effekte hin, die nach zentraler Erregung von ANG II-empfindlichen Hirnarealen erhalten werden. *AM* Nucleus amygdalae (Mandelkern)

Das Gehirn-RAS

Angiotensinogen

Das Renin-Substrat Angiotensinogen wurde zuerst im Hundegehirn (11,17), dann im Kaninchen- und Schafsgehirngewebe (12,13) und im Liquor von Ratte, Hund, Schaf und Mensch gefunden (12,14,15). Es ist ein hochmolekulares Glykoprotein (MG 40-60000), das sich vom zirkulierenden, in der Leber gebildeten Angiotensin wahrscheinlich in seinem Gehalt an Neuraminsäure unterscheidet (12). Obwohl bei der biochemischen Reinigung

Tabelle 1. Angiotensin II-ähnliche Immun-
reaktivität im Rattengehirn

Hohe Intensität

Substantia gelatinosa (Rückenmark)
Nucleus tractus spinalis nervi trigemini
"median eminence" (mittlere Außenschicht)
Nucleus amygdalae centralis
Columna lateralis des Sympathikus

Mäßige Intensität

Nucleus dorsomedialis hypothalami
Locus coeruleus
Nucleus caudatus, putamen

Einzelne Nervenendigungen

Hypothalamus
Area praeoptica
Septum
Thalamus
Formatio reticularis (A1, C1)
Nucleus tractus solitarii

---

des Gehirn-Angiotensinogens eine Kontamination durch Plasma-Angiotensinogen weitgehend ausgeschlossen werden konnte (13,14), ist bis
heute nicht eindeutig geklärt, ob Angiotensinogen im Gehirn selbst
gebildet wird, oder ob es möglicherweise vom Plasma in das Gehirn
eindringt.

Für eine Synthese im Gehirn sprechen die biochemische Verschiedenheit
von Plasma- und Hirn-Angiotensinogen und die Tatsache, daß nach experimentell hervorgerufenen Veränderungen der Plasma-Angiotensinogen
Konzentration keine parallelen Veränderungen von Angiotensinogen im
Liquor zu sehen war (14,16). Die spezifische Aktivität von Angiotensinogen im Liquor ist um mehr als den Faktor 10 höher als im Plasma
(12,14,15), so daß man einen aktiven Aufnahmemechanismus für den
Transport von Plasma-Angiotensinogen in den Liquor postulieren müßte.

Renin

Renin-ähnliche Enzymaktivität wurde zum ersten Mal 1971 unabhängig von
zwei Arbeitsgruppen im Ratten- und im Hunde-Gehirn beschrieben (11,17,
18). In der Folgezeit wurde Gehirn-Renin auch beim Menschen, Schaf,
und in anderen Spezies gefunden (14). Es weist biochemische Ähnlichkeit mit Nieren-Renin auf, doch ist Gehirn-Renin bislang noch nicht
vollständig charakterisiert. Die Schwierigkeit bei der Reindarstellung
liegt hauptsächlich darin, daß Gehirn-Renin wie das Nieren-Renin eine
saure Protease ist, die nach der Extraktion mit einer Anzahl anderer
saurer Proteasen verunreinigt ist, die bei den anschließenden Reini-
gungsschritten das Renin zerstören können.

Kürzlich ist es durch affinitätschromatographische Verfahren gelungen,
Gehirn-Renin von der Aktivität einer "Kathepsin D"-ähnlichen sauren
Protease zu trennen (19,20,21). Gehirn-Renin vom Menschen, Hund und
Ratte, das auf diese Weise isoliert wurde, genügt allen Kriterien der
Spezifität in vitro und in vivo. Es wurde nachgewiesen, daß Menschen-
Gehirnrenin aus endogenem Gehirn-Angiotensinogen in vivo ANG I ab-
spaltet und zu Blutdruckanstieg führt (21).

Angiotensin

ANG I und ANG II sind aus dem Hirngewebe von Hund, Ratte und Kaninchen isoliert worden (14,18). Beide Hirn-Peptide sind weitgehend identisch mit synthetischem ANG I und ANG II, jedoch ist ihre genaue Aminosäuren-Sequenz nicht aufgeklärt. Die hohe Angiotensinase-Aktivität im Gehirn erschwert die Extraktion dieses Peptids und quantitative Aussagen über Gehirn-Angiotensin sind nur unter Vorbehalten möglich. Zwischen den Angiotensin-Konzentrationen einzelner Hirnareale bestehen erhebliche Unterschiede. Die höchsten Werte wurden im Hypothalamus gemessen (18).

Angiotensin im Gehirn liegt möglicherweise an Proteine gebunden vor (14,22). Dies könnte Diskrepanzen in den Ergebnissen einzelner Autoren erklären. Neben ANG II wurde auch das Angiotensin(2-8)-Heptapeptid (ANG III) im Liquor von Hunden identifiziert (22). Im Gehirn ist ANG III etwa gleich wirksam wie ANG II.

Über die Lokalisation von Angiotensin im Gehirn ist eingangs berichtet worden (s. Tabelle 1). Die Tatsache, daß Angiotensin aus dem Gehirngewebe nephrektomierter Tiere gewonnen werden kann, ist ein wichtiger Hinweis für die in vivo Aktivität des Gehirn-RAS (11,21) und spricht dafür, daß dieses Peptid seinen Ursprung nicht im Blut hat, sondern im Gehirn selbst gebildet wird.

Angiotensin-Rezeptoren

Genau wie in der Peripherie, z.B. am glatten Gefäßmuskel oder in der Nebennierenrinde, wird die ANG II Wirkung auch im Gehirn durch Bindung an spezifische Rezeptoren vermittelt (23,24). Sie haben hohe Affinität zu Angiotensin und sie sind Angiotensin-spezifisch; die Bindung des Peptids ist reversibel. Sie genügen damit den Anforderungen, die man an das Vorhandensein spezifischer Rezeptoren stellt. Die Rezeptoren sind in jenen Hirnregionen lokalisiert, die für die Vermittlung von zentralen ANG II Effekten als wichtig erkannt wurden (21). Darüber hinaus wurden ANG II Rezeptoren aber auch in Hirnregionen gefunden, von denen bisher eine Vermittlung von ANG II Effekten nicht bekannt ist, z.B. im cerebellum. Es ist daher mit der Entdeckung bisher unbekannter zentraler ANG II Wirkung zu rechnen.

Converting Enzym, Angiotensinasen

Das Converting Enzym spaltet zwei Aminosäuren vom ANG I ab und bildet so ANG II. Das Converting Enzym ist ein relativ unspezifisches Enzym, das auch gegenüber anderen endogenen Peptiden aktiv ist. Es ist identisch mit dem Enzym Kininase II, das Bradykinin abbaut. Converting-Enzym-Hemmer potenzieren daher die Wirkung von Kininen. Converting Enzym ist in hohen Konzentrationen im Hirngewebe vorhanden. Durch Konzentrationsunterschiede des Converting Enzyms in spezifischen Hirnarealen könnte die Umwandlung des biologisch wahrscheinlich inaktiven ANG I in ANG II und damit die Aktivität des Gehirn-RAS gesteuert werden. Es wäre auch ein axonaler Transport von ANG I und die Umwandlung in ANG II in Rezeptornähe denkbar.

Pharmakologisch kann durch Inhibitoren des Converting Enzyms im Gehirn die ANG II Bildung und damit die biologische Wirkung von ANG I unterdrückt werden (25).

Die Konzentration der Angiotensinasen im Gehirn ist höher als im Plasma und invielen anderen Geweben (14). Von den Komponenten des RAS sind
die Angiotensinasen bislang am wenigsten untersucht worden. Durch den
schnellen Abbau von Angiotensin können die Angiotensinasen die biologische Wirkung dieses Peptides begrenzen.

Biologische Funktionen des Gehirn-RAS

Zentrale Blutdruckregulation

Die Blut-Hirnschranke ist weitgehend undurchlässig für Angiotensin
(26). Im Bereich der Medulla oblongata (area postrema) kann zirkulierendes Angiotensin jedoch infolge einer lokal vermehrten Durchlässig-
keit der Blut-Hirnschranke das Vasomotorenzentrum erreichen und zur
Blutdruckerhöhung führen (27). Neben diesem zentralen Effekt des zirkulierenden Plasma-Angiotensins führt auch direkt in das Hirngewebe
oder in die Hirnventrikel injiziertes ANG II zur Blutdruckerhöhung.
Für die Vermittlung dieser Effekte kommen insbesondere der Nucleus
submedialis, der Hypothalamus und Hirngewebe im Bereich des antero-
ventralen Anteiles des dritten Hirnventrikels in Frage.

Die Mechanismen, über die ANG II zentral in die Blutdruckregulation
eingreift, werden zur Zeit bearbeitet. Es wurde nachgewiesen, daß
ANG II hypothalamische Kerne dazu stimuliert, ADH aus dem Hypophysen-
Hinterlappen freizusetzen, das seinerseits eine pressorische Wirkung
in der Peripherie vermittelt (28,29). Dafür spricht auch die Tatsache,
daß Ratten, die auf Grund eines erblichen hypothalamischen Diabetes
insipidus kein ADH bilden können, auf intraventrikuläre Gabe von ANG II
mit einer deutlich geringeren Blutdrucksteigerung antworten als normale
Ratten (14).

Neben ADH als Vermittler der pressorischen zentralen ANG II Wirkung
muß auch das sympathische Nervensystem in Betracht gezogen werden.
Es ist wahrscheinlich, daß ANG II zentral eine Erhöhung des sympathischen Tonus bewirkt und daß es die Blutdrucksteigerung über sympathisch
vermittelte periphere Vasokonstriktion ausübt (29). Die zentrale Beeinflussung des Sympathikotonus könnte durch Freisetzen von Katechol-
aminen aus dem Nebennierenmark oder über neuronale Bahnen erfolgen.
In diesem Zusammenhang sei auf den immun-histochemischen Nachweis von
ANG II-positiven Neuronen in sympathischen Bahnen des Rückenmarks und
auf die Erhöhung der Reninaktivität im oberen Halsganglion des Grenz-
stranges bei spontan hypertensiven (SH) Ratten hingewiesen (30).

Ein direkter Einfluß von ANG II auf die elektrische Aktivität von Nervenzellen wurde durch Experimente nahegelegt, in denen Einzelzellen
des subfornikalen Organs im Katzenhirn durch Mikroiontophorese ANG II
zugeführt wurde und eine Erhöhung der Entladungsfrequenz dieser Neurone festgestellt werden konnte. Saralasin, ein spezifischer ANG II-An-
tagonist, hob diesen Effekt nicht nur auf, sondern verminderte sogar
die ursprüngliche Spontanaktivität der Zellen. Das könnte darauf hinweisen, daß ANG II zur Erhaltung der Spontanaktivität dieser Neurone
beiträgt (31). Ähnliche Ergebnisse wurden auch an Nervenzellen in
vitro beschrieben (32).

Durst

Die Stimulation des Trinkverhaltens ist ein weiterer wichtiger zentraler Effekt von ANG II. Er wird durch intraventrikuläre Gaben des
Peptids in geringen Konzentrationen erzielt (33).

Der Durst-Effekt nach zentraler ANG II-Gabe wird durch Läsionen um
den antero-ventralen dritten Hirnventrikel abgeschwächt. Während die
Blutdruckerhöhung nach zentraler ANG II-Gabe vermindert ist, bleibt
der Durst-stimulierende Effekt bei Ratten mit Diabetes insipidus unverändert erhalten, ein Hinweis darauf, daß unterschiedliche Rezeptoren für diese Wirkungen verantwortlich sind. Das Subfornikelorgan, am
Übergang des lateralen zum dritten Ventrikel gelegen, scheint bei der
Vermittlung der Dursteffekte beteiligt zu sein (34).

Lernen, Gedächtnis

Neben dem Blutdruck steigernden Effekt und der Dursterzeugung gibt es
Hinweise, daß ANG II auch in Lern- und Gedächtnisprozesse eingreifen
kann, eine Eigenschaft, die auch andere Hirnpeptide, wie etwa ADH oder
Oxytozin, besitzen (35). Direkte Injektionen von ANG II ins dorsale
Neostriatum bewirkten, daß Ratten ein erlerntes Vermeidungsverhalten
schneller wieder vergessen (36). Intraventrikuläre Injektionen von
Renin mit anschließender zentraler ANG II Bildung führten dazu, daß
Ratten schneller vergessen, ein bestimmtes schmerzhaftes Ereignis zu
vermeiden (37).

Die zentrale Angiotensin Wirkung auf Lern- und Merkfähigkeit scheint
somit eher negativ geprägt zu sein; damit steht sie im Gegensatz zu
den Effekten anderer Peptide wie z.B. der Hypophysen-Hinterlappen-
hormone (35). ADH wurde z.B. erfolgreich in der Behandlung von post-
kontusioneller oder alkoholischer Amnesie eingesetzt (38).

Diese Befunde deuten darauf hin, daß endogene Peptide in unterschiedlicher Weise in die Aktivität zentraler Neurone eingreifen und komplexe Funktionen wie Lernen oder Gedächtnisleistung beeinflussen können.

Peripheres und zentrales RAS

Obwohl das periphere Nieren- und Plasma-RAS und das zentrale Gehirn-
RAS offensichtlich zwei voneinander getrennte Systeme darstellen,
scheinen sie sich in ihrer Aktivität doch gegenseitig zu beeinflussen.
Beispielsweise kann erhöhtes ANG II im Plasma die Aktivität des Gehirn-
RAS supprimieren, und umgekehrt kann erhöhtes ANG II im Gehirn das Renin im Plasma senken (16,30). Es scheint also die Möglichkeit eines
negativen feedback zwischen den beiden System zu geben. Wie zirkulierendes ANG II das Gehirn-RAS beeinflußt, obwohl die Blut-Hirnschranke
für dieses Peptid nicht permeabel ist, ist noch unklar. Der Plexus
chorioideus wäre ein möglicher Ort der Informationsübertragung. Hier
sind besonders hohe Renin- und Converting Enzym-Konzentrationen gefunden worden (14). Es wäre möglich, daß die Gehirn-Renin-Konzentration
über Elektrolyt-Verschiebungen an dieser oder an anderen Stellen verändert werden kann. Quantitative Veränderungen der anderen Komponenten
des Gehirn-RAS im Verhältnis zum Plasma-RAS sind bisher kaum untersucht.
Es ist wichtig festzuhalten, daß zirkulierendes und zentrales ANG II
synergistisch auf Blutdruck und Durst einwirken.

Hormon-Neurohormon-Neurotransmitter

Die biologischen Funktionen von Hirnpeptiden wie z.B. ANG II, Enkephaline, Endorphine und ADH, lassen eine Einordnung in die klassischen Kategorien "Neurotransmitter" und "Hormon" nicht mehr zu.

Neurotransmitter sind definiert als Substanzen, die, wie z.B. Acetylcholin, lokal synthetisiert und gespeichert, auf einen Reiz hin in
den synaptischen Spalt ausgeschüttet werden und hier nur auf Rezeptoren der post-synaptischen Membran einwirken. Ihre Wirkung ist räumlich
und zeitlich eng begrenzt.

Hormone dagegen sind Substanzen, die im allgemeinen von endokrinen
Drüsen ins Blut abgegeben werden und auf diese Weise weit verbreitet
werden und die Funktionen mehrer weit entfernter Organe beeinflussen.

Einige Substanzen im Körper erfüllen Neurotransmitter- und Hormon-
funktion zugleich. Noradrenalin z.B. ist einerseits die Neurotrans-
mitter-Substanz des sympathischen Nervensystems, kann aber andererseits zusammen mit Adrenalin aus dem Nebennierenmark ausgeschüttet
werden und als Hormon auf andere entfernte Organe einwirken.

Das Nieren- und Plasma-RAS der Peripherie kann als Hormonsystem angesehen werden. Es ist insofern modifiziert, als nicht das eigentliche Hormon ANG II ins Blut abgegeben wird, sondern ein Enzym, Renin,
das in der Zirkulation erst den Vorläufer des Hormons, ANG I, frei-
setzt, der ebenfalls im Plasma in das eigentliche Hormon, ANG II, um-
gesetzt wird.

Diese Besonderheit des RAS könnte darauf hinweisen, daß ein phylogenetisch älteres, ursprünglich zellulär begrenztes Enzymsystem sich später durch Übernahme neuer Funktionen zum Hormonsystem entwickelte, um
entferntere Gewebe zu erreichen und komplexere Funktionen zu erfüllen.
Die Existenz eines RAS in der ursprünglichen Form als Gewebeenzym-Sy-
stem in der Niere mit vorwiegend lokaler Funktion wird von einigen
Autoren für wahrscheinlich gehalten (39). In anderen Organen (Uterus,
Glandula submaxillaris) wurden ebenfalls hohe lokale Konzentrationen
an Renin nachgewiesen (10).

Das RAS des Gehirns kann nicht als Hormonsystem im klassichen Sinne
aufgefaßt werden, da es lokal begrenzt ist und da ANG II die Rezeptoren im Gehirn über die Blutbahn nicht ohne weiteres erreichen kann.
Das Gehirn-ANG II wird wahrscheinlich in den Neuronen selbst gebildet;
darauf weist das Vorkommen von Renin und Angiotensin in intrazellulä-
ren Strukturen in den Nervenzellen hin. Intrazelluläre Kompartmentali-
sierung der Komponenten des RAS in den Nervenzellen würde eine Regulation der ANG II-Synthese sowie der Spezifität der Enzym-Substrat-
Reaktionen erlauben. Die Biosynthese von ANG II im Gehirn könnte auch
im interzellulären Raum, z.B. an der Außenseite von dendritischen Membranen, ablaufen (40 . Kaskadenförmig an der Exomembran lokalisierte
Enzyme wären ein Modell, nach dem man sich auch die Synthese anderer
Peptide, wie z.B. der Enkephaline, aus höhermolekularen Vorstufen vorstellen könnte.

Das lokal gebildete Peptid wird nach dieser Vorstellung nicht in die
Blutbahn abgegeben (Hormon) und wirkt auch nicht nur lokal begrenzt
auf post-synaptische Rezeptoren (Transmitter), sondern es findet eine
weitere Verbreiterung durch die interstitielle Flüssigkeit und eventuell durch den Liquor cerebrospinalis zu verschiedenen Angiotensin-
empfindlichen Rezeptoren im Gehirn statt (Neurohormon). Infolge dieser
größeren Ausbreitung ist ein Einfluß auf multiple funktionelle Hirn-
zentren möglich. Dieses resultiert in einer komplexen und aufeinander
abgestimmten Antwort auf einen bestimmten Stimulus.

Teleologisch gesehen mag ein solches neurohormonales System geeignet
scheinen, einer Substanz auf verschiedenen Ebenen Kontrolle über eine
Reihe von neuronalen und endokrinen Funktionen zuzuordnen, die für das

Überleben in einer bestimmten Situation wichtig sind. Ein solcher
Reiz könnte Dehydrierung, Verlust von Kochsalz und Blutdruckabfall
sein. Zentrales Angiotensin stimuliert die Freisetzung von ADH, Wasseraufnahme und erhöht den sympathischen Tonus. Diese Effekte bewirken eine adäquate Antwort auf den Elektrolyt- und Flüssigkeitsverlust
und wirken synergistisch im Sinne der Wiederherstellung eines normalen Blutdruckes.

Das neurohormonale RAS scheint unter Ruhebedingungen nicht wirksam zu
sein, da zentrale Angiotensin-Blockade z.B. in normotensiven Ratten
keine Wirkung auf den Blutdruck hat. In bestimmten pathophysiologi-
schen Situationen, wie z.B. bei experimenteller Hypertonie, und in
spontan hypertensiven Ratten führte Blockade des Gehirn-RAS jedoch
zu signifikantem Blutdruckabfall (41,42) (Abb. 2). Der erhöhte Blutdruck wurde also durch ein stimuliertes Gehirn-RAS aufrechterhalten.
Ebenso hat zentrale Angiotensin-Rezeptor-Blockade mit Angiotensin-
Analogen zwar keinen Einfluß auf die Wasseraufnahme unter Kontroll-
bedingungen, nach Dehydrierung führt sie jedoch zu einer Verminderung
(43) oder zeitlichen Verzögerung (44) der Wasseraufnahme. Ein Hinweis
darauf, daß Durst in dieser Situation durch das zentrale RAS stimuliert war.

Die Hypothese, daß neurohormonale Peptidsysteme in der physiologischen Moment-zu-Moment-Regulation weniger bedeutsam sind als in pathologischen Situationen, wird unterstützt durch Erkenntnisse mit
einem anderen neurohormonalen Peptidsystem. Es ist bekannt, daß Enkephaline und Endorphine zwar die Schmerzempfindlichkeit herabsetzen,
daß jedoch der Opioid-Rezeptor-Antagonist Naloxon unter Kontrollbe-
dingungen keinen Einfluß auf die Schmerzperzeption hat. Nur bei ex-
trem schmerzempfindlichen Personen oder nach Schmerzreiz wurde durch
Naloxon eine Veränderung der Schmerzempfindlichkeit festgestellt.
Endogene Opioid-Peptide waren also nur in dieser letzteren pathologischen Situation stimuliert.

Die Opioid-Peptide sind ebenfalls ein Beispiel für das weitgefächerte
Wirkungsspektrum von Neurohormonen. Neben ihrem Einfluß auf Schmerz-
empfindlichkeit bewirken sie Katatonie und haben eine ausgeprägte
Wirkung auf den Blutdruck (45) (Abb. 3). Diese Effekte lassen sich
als komplexe neurohormonale Antwort in Situationen auffassen, die das
Überleben in schmerzvollen Streßsituationen sichern.

Eine weitere Parallele zum RAS besteht in der Tatsache, daß die Opioid-
Peptide neben ihrer oben geschilderten neurohormonalen Wirkung auch im
Blut als zirkulierende Peptid-Hormone mit peripheren Wirkungen vorkommen. Interessanterweise werden β-Endorphin und ACTH aus dem gleichen
hochmolekularen Vorläufer freigesetzt und in equimolaren Verhältnissen
ins Blut abgegeben. Zirkulierendes Angiotensin und Enkephalin führen
beide zu Blutdruckerhöhung und können so zur hämodynamischen Adaptation des Kreislaufs in Streßsituationen beitragen. ACTH und Angiotensin bewirken ferner beide eine Freisetzung von Kortikosteron aus der
Nebennierenrinde, eine weitere gemeinsame Antwort in einer Streßsitua-
tion. Wie Angiotensin bewirken Enkephaline auch eine Freisetzung von
ADH; wie weit die zentralen Blutdruckeffekte der Opioid-Peptide von
einer ADH-Freisetzung abhängen, ist bisher nicht geklärt.

Im Gegensatz zum RAS sind die Enzyme, welche die Enkephaline und Endorphine aus ihren hochmolekularen Vorläufern (β-Lipoprotein) freisetzen, bisher nicht bekannt. Gehirn-Renin hat keine enzymatische
Aktivität mit β-Endorphin als Substrat. Eine andere Kathepsin D-ähn-
liche saure Protease, die kürzlich aus menschlicher Hypophyse gerei-
nigt wurde, hydrolisiert jedoch β-Endorphin (Aminosäuresequenz 61-91,

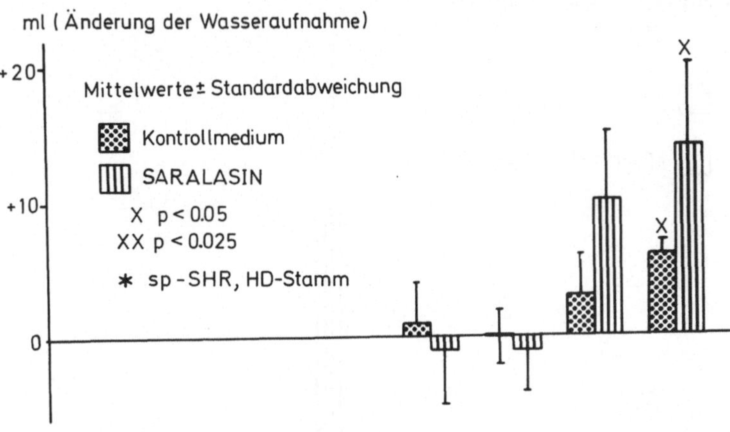

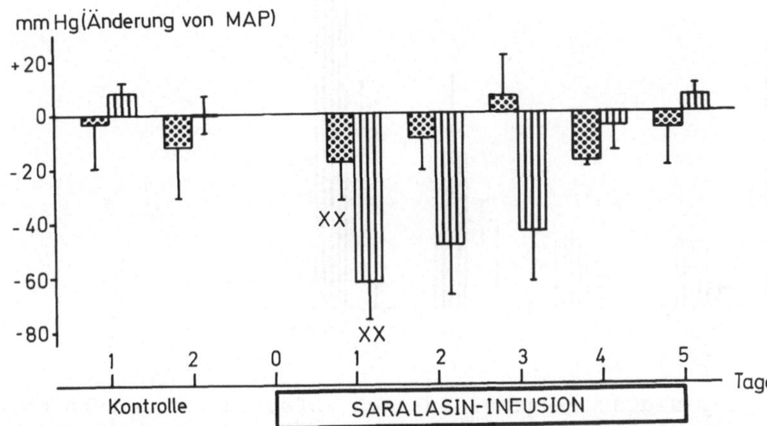

<u>Abb. 2.</u> Auswirkung von zentraler Langzeit-Blockade von ANG II-Rezeptoren auf Trinkverhalten *(oberer Teil des Bildes)* und Blutdruck *(unterer Teil des Bildes)* bei spontan hypertensiven Ratten. Der ANG II-Rezeptor-Antagonist (Saralasin) wurde mit Hilfe einer subkutan implantierten osmotischen Minipumpe über einen Zeitraum von 5 Tagen in den Seitenventrikel infundiert (Infusionsrate 1 µg/hr)

bezogen auf β-Lipotropin) unter Bildung von γ-Endorphin (61-77). Enkephaline (61-65), α-Endorphin (61-76) und γ-Endorphin (61-77) wurden von diesem Enzym nicht angegriffen (<u>47</u>). Diese hochspezifische enzymatische Synthese durch ein lysosomal lokalisiertes Enzym ist ein weiterer Hinweis auf die Parallelität zwischen dem RAS und anderen Gehirnpeptid-Systemen. Die sequentielle intrazelluläre Hydrolyse makromolekularer Polypeptide in kleinere, biologisch aktive Peptide scheint das generelle Prinzip zu sein. Es könnte neben dem RAS für Enkephaline, Kinine, Substanz P und weitere Hirnpeptide gelten.

Beim RAS sind die Enzyme und hochmolekularen Vorläufer besser als bei den meisten anderen Peptidsystemen bekannt. Insbesondere besteht die Möglichkeit der pharmakologischen Intervention auf jedem Schritt der enzymatischen Kaskade bis zur kompetitiven Blockade der Peptid-Rezep-

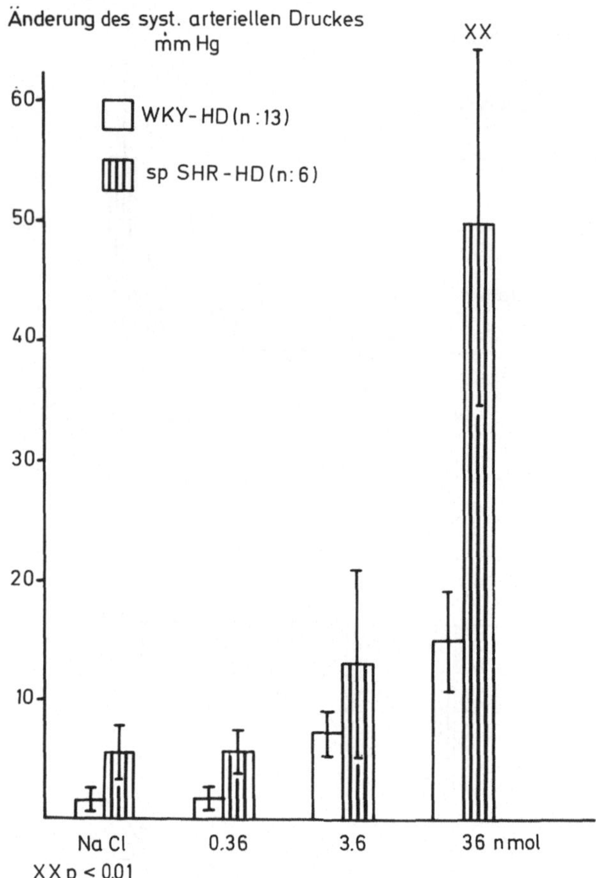

Abb. 3. Blutdruckverhalten nach Infusion von Leu-Enkephalin in die Hirnventrikel von normotensiven *(WKY)* und spontan hypertensiven *(spSHR)* Ratten (46)

toren. Das Gehirn-RAS kann daher als ein Modellsystem für die Synthese von Peptiden im Gehirn aufgefaßt werden und unser Verständnis über ihre Biochemie und Funktion erleichtern.

Literatur

1 BARGMANN W, SCHARRER B (1951) The site of origin of the hormones of the posterior pituitary. Am Sci 39: 255-259

2 KOSTERLITZ HW, HUGHES JH, LORD JAA, WATERFIELD AA (1977) Enkephalins, endorphins and opiate receptors. In: Approaches to the Cell Biology of Neurons. Society for Neuroscience Symposia, Vol II. COWAN FERENDELLI (eds). Society for Neuroscience, Bethesda, Maryland, pp 291-307

3 WIED D de (1977) Peptides and behavior. Life Sci 20: 195-204

4 RENAUD LP (1977) TRH, LHRH, and somatostatin: Distribution and physiological action in neural tissue. In: COWAN WM, FERENDELLI JA (eds) Society for Neuroscience, Bethesda Maryland, pp 265-290

5 PHILLIS JW (1977) Substance P and related peptides. In: COWAN WM,
  FERENDELLI JA (eds) Approaches to the Cell Biology of Neurones.
  Neuroscience Symposia Vol II. Society for Neuroscience, Bethesda,
  Maryland, pp 241-264

6 HÖKFELT T, ELDE R, JOHANSSON O, LJUNGDAHL A, SCHULTZBERG M, FUXE K,
  GOLDSTEIN M, NILSSON G, PERNOW B, TERENIUS L, GANTEN D, JEFFCOATE
  SL, REHFELD J, SAID S (1978) Distribution of peptide-containing
  neurons. In: LIPTON MA, DiMASCIO A, KILLAM KFK (eds) Psychopharma-
  cology: A Generation of Progress. Raven Press, New York, pp 39-65

7 HÖKFELT T, ELDE R, FUXE K, JOHANSSON O, LJUNGDAHL H, GOLDSTEIN M,
  LUFT R, EFENDIC S, NILSSON G, TERENIUS L, GANTEN D, JEFFCOATE SL,
  REHFELD J, SAID S, PEREZ DE LA MORA M, POSSANI L, TAPIA R, TERAN L,
  PALACIOS R (1973) Aminergic and peptidergic pathways in the nervous
  system with special reference to the hypothalamus. In: REICHLIN S,
  BALDESSARINI RJ, MARTIN JB (eds) Hypothalamus. Raven Press New York
  pp 69-136

8 PEACH M (1977) Renin-angiotensin system: Biochemistry and mechanism
  of action. Physiol Rev 57 (2): 313-370

9 BING J, ESKILDSEN PC, FAARUP P, FREDERIKSEN O (1967) Location of
  renin in kidneys and extrarenal tissues. Circ Res 20/21: Suppl II,
  3-13

10 GANTEN D, SCHELLING P, VECSEI P, GANTEN U (1976) Iso-renin of extrarenal origin. The tissue angiotensinogenase systems. Am J Med 60:
   760-772

11 GANTEN D, MINNICH JL, GRANGER P, HAYDUK K, BRECHT HM, BARBEAU A,
   BOUCHER R, GENEST J (1971) Angiotensin-forming enzyme in brain
   tissue. Science 173: 64-65

12 PRINTZ MP, PRINTZ JM, GREGORY TJ (1978) Identification of Angiotensinogen in animal brain homogenates. Relationship to a possible
   Angiotensin I - generating Pathway. Circ Res 43 (I): 21-27

13 PRINTZ MP, LEWICKI LA (1977) Renin substrate in the CNS: Potential
   significance to central regulatory mechanisms. In: BUCKLEY JP,
   FERRARIO C (eds) Central Actions of Angiotensin and Related Hormones.
   Pergamon Press, New York, pp 57-64

14 GANTEN D, FUXE K, PHILLIPS MI, MANN JFE, GANTEN U The brain iso-
   renin-angiotensin system: Biochemistry, localisation and possible
   role in drinking and blood pressure regulation. In: GANONG WF,
   MARTINI L (eds) Frontiers in Neuroendocrinölogy, Vol 5. Raven Press,
   New York, pp 61-99

15 REID IA (1977) Is there a brain renin-angiotensin system? Circ Res
   41 (2): 147-153

16 REID IA, DAY RP (1977) Interactions and properties of some compo-
   nents of the renin-angiotensin system in brain. In: BUCKLEY JP,
   FERRARIO C (eds) Central Actions of Angiotensin and Related Hormones. Pergamon Press, New York pp 267-282

17 GANTEN D, MARQUEZ-JULIO A, GRANGER P, HAYDUK K, KARSUNKY KP,
   BOUCHER R, GENEST J (1971) Renin in dog brain. Am J Physiol 221:
   1733-1737

18 FISCHER-FERRARO C, NAHMOD VE, GOLDSTEIN DJ, FINKIELMAN S (1971)
   Angiotensin and renin in rat and dog brain. J Exp Med 133 (2):
   353-361

19 HIROSE S, YOKOSAWA H, INAGAMI T (1978) Immunochemical identification
   of renin in rat brain and distinction from acid proteases. Nature
   274: 392-393

20 OSMAN MY, SEN S, SMEBY RR (1978) Separation of renin activity from acid protease activity in brain extracts. Fed Proc 37 (3): Abstract No 760

21 GANTEN D, SPECK G (1978) The brain renin-angiotensin system: A model for the synthesis of peptides in the brain. Biochem Pharmacol 27: 2379-2389

22 HUTCHINSON JS, SCICSMAN J, KORNER P, JOHNSTON C (1978) Characterization of immunoreactive angiotensin in canine cerebrospinal fluid as Des-Asp[1]-angiotensin II. Clin Sci Mol Med 54: 147-151

23 BENNET JB, SNYDER SH (1976) Angiotensin II binding to mammalian brain membranes. J Biol Chem 251 (23): 7423-7430

24 SIRETT NE, McLEAN AS, BRAY JJ, HUBBARD JI (1977) Distribution of angiotensin II receptors in rat brain. Brain Res 122: 299-312

25 MANN JFE, RASCHER W, DIETZ R, SCHÖMIG A, GANTEN D (1978) Effects of an orally active converting-enzyme inhibitor, SQ 14225, on pressor responses to angiotensin administered into the brain ventricles of spontaneously hypertensive rats. Clin Sci Mol Med, in Vorbereitung

26 SCHELLING P, HUTCHINSON JS, GANTEN U, SPONER G, GANTEN D (1976) Impermeability of the blood-cerebrospinal fluid barrier for angiotensin II in rats. Clin Sci Mol Med 51: 399s-402s

27 FERRARIO CM, GILDENBERG PL, McCUBBIN JW (1972) Cardiovascular effects of angiotensin mediated by the central nervous system. Circ Res 30 (3): 257-262

28 KEIL LC, SUMMY-LONG J, SEVERS WB (1975) Release of vasopressin by angiotensin II. Endocrinology 96: 1063-1065

29 SEVERS WB, DANIELS-SEVERS AE (1973) Effects of angiotensin on the central nervous system. Pharmacol Rev 25 (4): 415-449

30 GANTEN D, STOCK G (1978) Humoral and neurohormonal aspects of blood pressure regulation: Focus on angiotensin. Kli Wochenschr, in press

31 PHILLIPS MI, FELIX D (1976) Specific angiotensin II-respective neurons in the cat subfornical organ. Brain Res 109: 531-540

32 SAKAI KK, MARKS BH, GEORGE J, KOSTNER A (1974) Specific angiotensin II receptors in organ-cultured canine supra-optic nucleus cells. Life Sci 14: 1337-1344

33 EPSTEIN AN (1978) The neuroendocrinology of thirst and salt appetite. In: FANONG WF, MARTINI L (eds) Frontiers in Neuroendocrinology, Vol 5. Raven Press, New York, pp 101-134

34 JOHNSON AK, BUGGY J (1977) A critical analysis of the site of action for the dipsogenic effect of angiotensin II. In: BUCKLEY JP, FERRARIO C (eds) Central Actions of Angiotensin and Related Hormones. Raven Press, New York, pp 357-386

35 Van REE JM, BOHUS B, VERSTEEG DHG, De WIED D (1978) Neurohypophyseal principles and memory processes. Biochem Pharmacol 27: 1793-1800

36 MORGAN JM, ROUTTENBERG A (1977) Angiotensin injected into the neostriatum after learning disrupts retention performance. Science 196: 87-89

37 KÖLLER M, KRAUSE D, HOFFMEISTER F, GANTEN D: Manuskript in Vorbereitung

38 OLIVEROS JC, JANDALI MK, TIMSIT-BERTHIER M, REMY R, BENGHEZAL A, AUDIBERT A, MOEGLEN JM (1978) Vasopressin in amnesia. Lancet I: 42

39 THURAU K (1974) Intrarenal actions of angiotensin. In: PAGE IH,
   BUMPUS FM (eds) Handbook of Experimental Pharmacology, Vol XXXVII.
   Springer, Berlin Heidelberg New York, pp 475-499

40 GUILLEMIN R (1978) Biochemical and physiological correlates of
   hypothalamic peptides. The new endocrinology of the neuron. In:
   REICHLIN S, BALDESSARINI RJ, MARTIN JB (eds) The Hypothalamus.
   Raven Press, New York, pp 155-194

41 MANN JFE, PHILLIPS MI, DIETZ R, HAEBARA H, GANTEN D (1978) Effects
   of central and peripheral angiotensin blockade in hypertensive rat.
   Am J Physiol 234 (5): H629-H637

42 SCHOELKENS BA, JUNG W, STEINBACH R (1976) Blood pressure response
   to central and peripheral injection of angiotensin II and 8-C-
   phenylglycine analogue of angiotensin II in rats with experimental
   hypertension. Clin Sci Mol Med 51: 403s-406s

43 HOFFMAN WE, GANTEN U, PHILLIPS MI, SCHMID PG, SCHELLING P, GANTEN D
   (1978) Inhibition of drinking in water-deprived rats by combined
   central angiotensin II and cholinergic receptor blockade. Am J
   Physiol 234 (1): F41-F47

44 MALVIN RL, MOUW D, VANDER AJ (1977) Angiotensin: Physiological
   role in water deprivation-induced thirst of rats. Science 197:
   171-173

45 SIMON W, SCHAZ K, GANTEN U, STOCK G, SCHLÖR KH, GANTEN D (1978)
   Effects of enkephalins on arterial blood pressure are reduced by
   propranolol. Clin Sci Mol Med, in press

46 SCHAZ K, SIMON W, GANTEN D: Manuskript in Vorbereitung

47 BENUCK M, GRYNBAUM A, COOPER TB, MARKS N (1978) Conversion of
   lipotropic peptides by purified cathepsin D of huma pituitary:
   Release of γ-endorphin by cleavage of the Leu^{77}-Phe^{78} bond.
   Neurosci Lett 10: 3-9

Über die Beteiligung peripherer und zentraler noradrenerger Neurone an der Genese des Doca-Salz-Hochdrucks

F. Lamprecht

Abteilung für Neurophysiologie, Klinikum Charlottenburg, Freie Universität Berlin, Spandauer Damm 130, D-1000 Berlin 19

Einleitung

Unter den tierexperimentellen Hochdruckmodellen hat die Induktion eines Hypertonus durch die gleichzeitige Gabe eines Mineralokortikoids und physiologischer Kochsalzlösung als Trinkflüssigkeit (sogenannter Doca-Salz-Hochdruck) einen festen Platz.

In der Humanphysiologie würden diesem Modell am ehesten endokrine Entgleisungen dienzephalen, hypophysären oder adrenalen Ursprungs entsprechen, die mit einer gesteigerten Mineralokortikoidwirkung einhergehen, wie z.B. beim basophilen Adenom oder beim Conn-Syndrom. Die Beteiligung des autonomen Nervensystems mit seinen peripheren und zentralen Anteilen wird in der Literatur sehr widersprüchlich beurteilt. De CHAMPLAIN et al. (1) beschreiben einen Anstieg des Noradrenalin turnovers in verschiedenen peripheren Organen bei normaler Syntheserate der Katecholamine, was für einen verstärkten Impulsfluß spricht. Andere mögliche Erklärungen wären eine verminderte Wiederaufnahme von freigesetztem Noradrenalin ins präsynaptische Neuron (2) oder eine defizitäre vesikuläre Speicherung (3). Hunde, die mit Doca vorbehandelt wurden, hatten nach Noradrenalininfusionen einen größeren systemischen Blutdruckanstieg als unbehandelte Kontrollen (4). Das, was hier als erhöhte Rezeptorempfindlichkeit erscheint, erklären andere Autoren durch morphologische Veränderungen der Arteriolen-Wand (5,6). In einer anderen Untersuchung konnte bei dieser Hochdruckform kein vermehrter Blutdruckanstieg auf Noradrenalininfusion gefunden werden (7). Auch der naheliegende Versuch, die Bedeutung des peripheren sympathischen Nervensystems (PSN) zu erhellen, durch Ausschaltung desselben, entweder mittels Chemosympathektomie (6 OHDA=6-Hydroxydopamin) oder Immunosympathektomie mit Antikörpern, die gegen den NGF (Nerve growth factor) gerichtet sind, brachte keine Klärung. Weder CLARKE et al. (8) noch FINCH und LEACH (9) konnten einen Effekt von Chemosympathektomie oder Immunosympathektomie auf die Entwicklung eines Hypertonus nach Nierenarterienklammerung oder nach Doca-Salz-Applikation nachweisen. Über einen verzögernden Effekt nach intravenöser 6 OHDA-Behandlung auf die Hypertonusentwicklung nach Doca-Salz berichten MÜLLER und THOENEN (10), während AYITEY-SMITH und VARMA sowohl die Entwicklung eines Hypertonus nach Nierenarterienklammerung als auch nach Doca-Salz-Gabe durch Immunosympathektomie verhindern konnten (11). Die zum Teil widersprüchlichen Ergebnisse lassen sich durch die unterschiedlichen Versuchsanordnungen und die dadurch bedingte graduell unterschiedliche Zerstörung peripherer sympathischer Neurone besonders in den Arteriolen erklären. So fanden BERKOWITZ et al. (12), daß Immunosympathektomie und Chemosympathektomie einen größeren Effekt bezüglich der Katecholaminverarmung am Herzen zeigen als in den Widerstandsgefäßen, was sie zu dem Schluß führte, daß es die relative Immunität der sympathischen Nervenenden im Gefäßbett der Arteriolen gegenüber diesen Maßnahmen ist, welche für den mangelnden protektiven Effekt auf die

Entwicklung des Hypertonus nach Doca-Salz-Gabe und nach Nierenarterienklammerung verantwortlich zu machen ist.

PRZUNTEK et al. konnten zeigen, daß der Blutdruckanstieg nach Stimulation des Nucleus posterior im Hypothalamus durch adrenerge Neurone
vermittelt wird (13). NAKAMURA et al. fanden bei Doca-Salz-Hochdruck
einen Anstieg der Aktivität des peripheren noradrenergen Nervensystems
bei gleichzeitiger Herabsetzung desselben im Hirnstamm (14). Als mögliche Erklärung wurde ein hemmender Einfluß adrenerger Neurone im Hypothalamus und in der Medulla oblongata auf die Aktivität peripherer
sympathischer Nerven angenommen.

Möglicherweise verlaufen entsprechende Bahnen lateral vom Nc. tractus
solitarius, denn die Deafferenzierung von lateral in diesen Kern ein-
tretenden Fasern führt zu einem schwerwiegenden Hypertonus, was durch
den Wegfall einer zentralen inhibitorischen Kontrolle erklärt wird
(15).

In diesem Zusammenhang sind die Befunde von SAAVEDRA et al. (16) von
Bedeutung, die in der A_1Area nach DAHLSTRÖM und FUXE (17), die dem
Vasopressorenzentrum entspricht, beim Doca-Salz-Hochdruck eine Erhöhung der PNMT (Phenylethanolamin-N-methyltransferase) fanden, also
dem Enzym, das aus Noradrenalin - Adrenalin bildet, ein Befund, der
sich als kompensatorische Antwort auf eine verstärkte periphere sympathische Nervenaktivität sehen läßt. Wie SPYER (18) elektrophysio-
logisch nachweisen konnte, repräsentiert die hypothalamische Depres-
sor-Area das rostrale Ende des integrativen Zentrums für den Karotis-
Sinus-Barorezeptor-Depressor-Mechanismus.

Die Befunde von FINCH und HÄUSLER (19), daß Antihypertensiva, wie das
α-Methyldopa ihren hypotensiven Effekt durch Wirkung auf zentrale
noradrenerge Neurone erreichen und weiterhin, daß die Ausschaltung
dieser Neurone durch 6-OHDA die Hochdruckentwicklung bei spontan hypertensiven Ratten nach Nierenarterienklammerung und nach Doca-Salz-
Gabe verhindert (20,21), zeigt einmal mehr die fundamentale Bedeutung
zentral adrenerger Neurone für die Pathogenese dieser Hochdruckformen,
für die bislang im wesentlichen periphere Ursachen diskutiert wurden.

Methodik

Teile der hier dargestellten Ergebnisse sind in früheren Arbeiten
(22,23) publiziert. Auf diese Arbeiten sei auch bezüglich methodi-
scher Detailfragen verwiesen.

Kurz zusammengefaßt:
Verwendet wurden unilateral nephrektomierte männliche Sprague Dawley
Ratten. Der Blutdruck wurde am Schwanz plethysmographisch gemessen
nach der Methode von WILLIAMS und EICHELMANN (24). Die Serum-Dopamin-
β-Hydroxylase wurde mit der von WEINSHILBOUM und AXELROD (25) beschriebenen Methode bestimmt, die Katecholamine mit dem von COYLE und HENRY
entwickelten radioenzymatischen Verfahren (26). Das Gehirn wurde se-
ziert wie von GLOWINSKI und IVERSEN (27) beschrieben. Die stereotaktische Applikation von 6-Hydroxy-Dopamin erfolgte nach den im Atlas
von PELLEGRINO und CUSHMAN angegebenen Koordinaten (28). DBH-Ergeb-
nisse sind in Units ausgedrückt, wobei eine Unit einem Nanomol Octo-
pamin entspricht, pro ml Serum/Std.

Tabelle 1 zeigt den protektiven Effekt von steigenden Dosen von 6-Hy-
droxy-Dopamin, appliziert direkt in den 3. Ventrikel auf die Entwicklung eines Hypertonus nach Doca-Salz-Gabe. Während 100 µg 6-Hydroxy-
Dopamin ausreichen, einen Hypertonus völlig zu verhindern, wird bei
niederen Dosen das Auftreten eines Hypertonus dosisabhängig hinausge-
zögert. Wird 6-Hydroxy-Dopamin in den Seitenventrikel oder intrazisternal gegeben vor Beginn der Doca-Salz-Behandlung, so zeigt sich,
daß beide Applikationsweisen 1. einen unterschiedlichen Effekt auf
die Katecholaminkonzentration in verschiedenen Hirnarealen haben
(Tabelle 2) und 2. daß das intraventrikulär gegebene 6-Hydroxy-Dopa-
min einen Blutdruckanstieg verhindert (siehe Gruppe E_3 in Tabelle 3),
während das intrazisternal gegebene Hydroxy-Dopamin einen Hypertonus
nach Doca-Salz-Angebot nicht verhindern kann (s. Gruppe E_4 in Tabelle
3). In Tabelle 3 ist außerdem der Effekt der verschiedenen experimentellen Maßnahmen auf die Serum-Dopamin-β-Hydroxylase dargestellt. In
allen experimentellen Gruppen, die einen Hypertonus entwickeln, zeigt
sich eine signifikante ($p < 0.02$) ca. 30%ige Reduzierung des Enzyms
während die Gruppe E_3, die zwar mit Doca-Salz behandelt wurde, aber
als Folge der intraventrikulären 6-Hydroxy-Dopamin-Vorbehandlung keinen Hochdruck entwickelt hatte, auch keine Reduzierung der Dopamin-
β-Hydroxylase aufweist. Werden Ratten, die nach 4 Wochen Doca-Salz-
Behandlung einen Hochdruck entwickelt haben, 250 µg 6-Hydroxy-Dopamin
in den Seitenventrikel injiziert, so kann der Blutdruck drastisch gesenkt werden (Abb. 1), während die gleiche Maßnahme 4 Wochen nach
Etablierung eines Hypertonus keinen signifikanten blutdrucksenkenden
Effekt mehr hat.

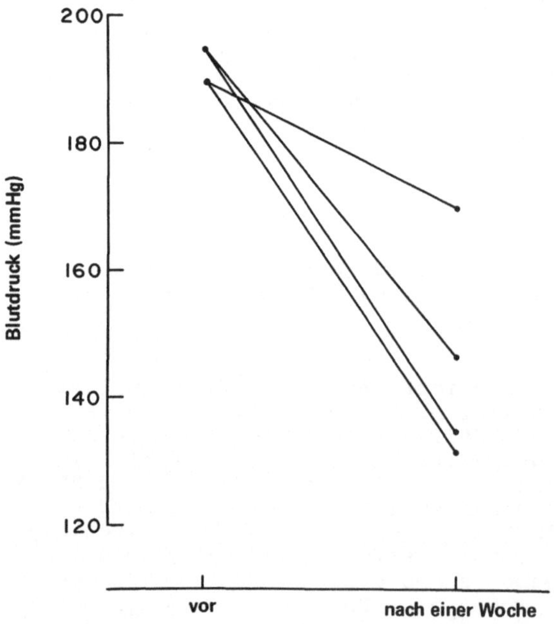

Abb. 1. Effekt von intraventrikulär applizierten 6-OHDA auf den Doca-
Salzhochdruck bei der Ratte

Tabelle 1. Blutdruck (mm Hg) bei durch Dexoxycorticosteronacetat (DOCA) und Salzangebot-induziertem Hochdruck nach Vorbehandlung mit steigenden Dosen von 6-OHDA appliziert in den 3. Ventrikel

Zeit in Tagen 1		Zeit in Tagen 7	11[a]	23[a]	30[a]	37[a]
6-OHDA (μg/III. v.)		DOCA	5 mg	5 mg	5 mg	
100	BP (mm Hg) $\pm$ SEM Versuchstiere (n)	121 $\pm$ 6 8	113 $\pm$ 8 9	122 $\pm$ 5 8	117 $\pm$ 5 7	128 $\pm$ 6 7
50	BP (mm Hg) $\pm$ SEM Versuchstiere (n)	113 $\pm$ 8 8	123 $\pm$ 8 10	127 $\pm$ 5 10	124 $\pm$ 5 10	155 $\pm$ 5 10
25	BP (mm Hg) $\pm$ SEM Versuchstiere (n)	106 $\pm$ 5 7	119 $\pm$ 6 10	117 $\pm$ 5 10	143 $\pm$ 5 9	165 $\pm$ 6 10
5	BP (mm Hg) $\pm$ SEM Versuchstiere (n)	108 $\pm$ 8 9	119 $\pm$ 6 10	133 $\pm$ 5 10	158 $\pm$ 6 9	177 $\pm$ 3 8
0	BP (mm Hg) $\pm$ SEM Versuchstiere (n)	105 $\pm$ 4 9	114 $\pm$ 4 10	140 $\pm$ 6 9	171 $\pm$ 9 9	194 $\pm$ 7 8

Die stark umrahmten Werte kennzeichnen signifikante Blutdruckerhöhungen.
[a] Kochsalzlösung ad libitum.

Tabelle 2. Noradrenalin-Gehalt in verschiedenen Arealen des Ratten-
gehirns nach Vorbehandlung mit 6-Hydroxy-Dopamin

Areal	Intraventrikuläre Injektion	Intrazisternale Injektion
Striatum	48%	82%
Locus Coeruleus	41%	41%
Septum	26%	74%
Dorsomedialer Hypothalamus	16%	40%
Lateraler Hypothalamus	25%	42%
Ventromedialer Hypothalamus	19%	50%
Cortex	10%	41%
Rest des Gehirns	13%	43%
Rückenmark	8%	8%

Die Tiere wurden vorbehandelt mit 250 µg 6-OHDA, welches entweder
intrazisternal oder intraventrikulär appliziert wurde.

Tabelle 3. Blutdruck und Serum-Dopamin-β-Hydroxylase bei Doca/Salz-
induziertem Hochdruck nach Vorbehandlung mit 6-Hydroxydopamin

Behandlung/Gruppe	Blutdruck (mm Hg)	DBH (Einheiten)
i.v. physiol. NaCl/C_1	126 $\pm$ 6	6,6 $\pm$ 0,43
i.c. physiol. NaCl/C_2	128 $\pm$ 5	7,2 $\pm$ 0,60
i.v. physiol. NaCl/E_1	195 $\pm$ 4	4,5 $\pm$ 0,35
i.c. physiol. NaCl/E_2	180 $\pm$ 12	4,8 $\pm$ 0,44
i.v. 6-OHDA/E_3	130 $\pm$ 8	6,6 $\pm$ 0,52
i.c. 6-OHDA/E_4	183 $\pm$ 11	4,5 $\pm$ 0,36

DBH Dopamin-β-Hydroxylase, 6-Hydroxydopamin(6-OHDA), intraventrikuläre
Injektion (i.v.), intrazisternale Injektion (i.c.), Desoxycorticosteron-
acetat (DOCA), Kontrollgruppen (C_1, C_2), Versuchsgruppen (E_1-E_4).

In einem zusätzlichen Experiment wurde noch einmal der Effekt beider
Applikationsrouten von 6-Hydroxy-Dopamin (intraventrikulär versus intrazisternal) auf periphere Parameter des sympathischen Nervensystems
untersucht, jetzt unter Einbeziehung der Plasmakatecholamine (Tabelle
4). Während in der mit der Trägerlösung behandelten Kontrollgruppe die
Plasmakatecholamine bei 11.0 $\pm$ 0.93 ng/ml lagen, führte die 6-Hydroxy-
Dopamin-Behandlung, in den Seitenventrikel gegeben, zu einer stärkeren
Senkung der Plasmakatecholamine (4.9 $\pm$ 0.52 ng/ml) als die intrazisternale Behandlung (7.2 $\pm$ 0.64 ng/ml). Die Dopamin-β-Hydroxylase im Serum
zeigte nun ein gegensätzliches Verhalten. Sie blieb unverändert in der
mit 6-Hydroxy-Dopamin intraventrikulär behandelten Gruppe, während die
intrazisternal behandelte Gruppe, in der es, wie wir gesehen haben, zur
Entwicklung eines Doca-Salz-Hochdrucks kommt, eine signifikante Er-
niedrigung des Enzyms aufwies.

Diskussion

Die geschilderten Befunde legen den Schluß nahe, daß katecholaminerge
Systeme im Zentralen Nervensystem vielleicht im Neostriatum, im Septum
oder im Hypothalamus notwendig sind für die Entwicklung eines Hyper-

Tabelle 4. Wirkung von intraventrikulärer und intrazisternaler Gabe von 6-Hydroxydopamin auf periphere Parameter des sympathischen Nervensystems nach Doca-Salz induziertem Hochdruck (6-OHDA wurde intraventrikulär gegeben)

BP (mm Hg)	Gesamt Plasma-Katecholamine (ng/ml)	DBH (units)
162	6,1	5,8
155	3,9	7,7
150	4,9	7,5
138	5,4	6,8
133	3,0	7,7
150	6,3	9,7
148 $\pm$ 4,4[a]	4,9 $\pm$ 0,52[a]	7,5 $\pm$ 0,53[a]

(6-OHDA wurde intrazisternal gegeben)

BP (mm Hg)	Gesamt Plasma-Katecholamine (ng/ml)	DBH (units)
190	7,4	6,1
195	6,7	5,6
160	6,7	6,0
195	10,1	5,6
_[b]	6,7	4,3
190	5,5	4,8
186 $\pm$ 6,6[a]	7,2 $\pm$ 0,64[a]	5,4 $\pm$ 0,29[a]

[a] $\bar{x}$ $\pm$ SEM.
[b] Ratte starb während Blutdruck-Messung.

tonus nach Doca-Salz-Gabe. Die intraventrikuläre Injektion von 6-Hydroxy-Dopamin, die zu einer ausgeprägten Katecholaminverarmung führt, konnte die Entwicklung eines Hypertonus verhindern, während die intrazisternale Injektion von 6-Hydroxy-Dopamin, die zu einer geringeren Noradrenalinverarmung im Gehirn führte, nicht in der Lage war, die Entwicklung eines Hypertonus nach Doca-Salz-Gabe aufzuhalten. Die Gabe von geringen Dosen von 6-Hydroxy-Dopamin in die unmittelbare Nachbarschaft des 3. Ventrikels legt den Schluß nahe, daß wegen des geringen Diffusionsradius katecholaminerge Neurone im Hypothalamus von entscheidender Bedeutung sind. Da die intraventrikuläre und intrazisternale Applikationsroute zu gleich ausgeprägter Verarmung von Noradrenalin im Locus coeruleus und im Rückenmark führten, scheint es unwahrscheinlich, daß noradrenerge Neurone, die ihren Ursprung im Locus coeruleus haben oder noradrenerge Leitungsbahnen, die im Spinalmark verlaufen, wesentlich sind für die Entwicklung des Hochdrucks nach Doca-Salz-Gabe. Da aber der periphere Impulsfluß durch die zentralen Manipulationen entscheidend beeinflußt wird und da wir wissen, daß das 6-Hydroxy-Dopamin die Bluthirnschranke nicht passiert, müssen wir einen im Rückenmark verlaufenden nicht katecholaminergen Traktus annehmen, der den peripheren sympathischen Impulsfluß beeinträchtigt. Auch könnte man denken, daß die Verbindung zwischen den beeinträchtigten subkortikalen Strukturen und den peripheren noradrenergen Nerven durch hormonale Mechanismen vermittelt wird. Die Bedeutung zentraler adrenerger und nor-adrenerger Neurone in der Initialphase des Hochdrucks ist weiterhin dadurch dokumentiert, daß unmittelbar nach etabliertem Hypertonus dieser reversibel ist, wenn zentrale katecholaminerge Neurone zerstört werden. Hingegen bei länger etabliertem Hypertonus hat diese Maßnahme keinen Effekt. Man könnte auch annehmen, daß durch das 6-Hydroxy-Dopamin Durstzentren beeinträchtigt seien und die so behandelten Tiere weniger physiologische Kochsalzlösung trinken und deswegen keinen Hochdruck entwickeln. REED et al. (29) konnten zeigen, daß dieser Faktor unter standardisierten Bedingungen keine entscheidende Rolle spielt. Daß die Serum-DBH bei langanhaltendem Hypertonus erniedrigt ist, sehen wir als kompensatorische Niedrigstellung der Aktivität des peripheren sympathischen Nervensystems an, wenn außerhalb dieses Systems liegende Faktoren die Aufrechterhaltung des Hypertonus übernehmen; siehe dazu auch frühere Arbeiten (30-33). Den Effekt von zentral appliziertem 6-Hydroxy-Dopamin auf die Plasmakatecholamine in Beziehung zu setzen zu dem Blutdruckverhalten nach Doca-Salz-Angebot scheint mir sehr schwierig, wenn man in Betracht zieht, daß die Kontrollgruppe die höchsten Katecholaminkonzentrationen im Plasma aufweist. Eine Erklärungsmöglichkeit wäre eine unterschiedliche Beeinflussung peripherer Alpharezeptoren durch Manipulation im Zentralnervensystem, eine spekulative Annahme, die zu überprüfen weiteren Experimenten vorbehalten bleibt.

<u>Literatur</u>

 1 CHAMPLAIN J De, MUELLER RA, AXELROD J (1969) Circ Res 25: 285-291

 2 CHAMPLAIN J De, KRAKOFF LR, AXELROD J (1966) Life Sci 5: 2283-2291

 3 KRAKOFF LR, CHAMPLAIN J De, AXELROD J (1967) Circ Res 21: 583-591

 4 SCHMID PG, ECKSTEIN JW, ABBOUD FM (1967) J Clin Invest 46: 590-598

 5 MASSINGHAM R, SHEVDE S (1971) Br J Pharmacol 43: 868-870

 6 BEILIN LJ, ZIAKAS G (1972) Clin Sci 42: 579-590

 7 MIZOGAMI S, SUZUKI M, SOKABE H (1972) Jap Heart J 13: 428-437

 8 CLARKE DE, SMOOKLER HH, BARRY H (1970) Life Sci 9: 1097-1108

 9 FINCH L, LEACH GD (1970) Br J Pharmacol 39: 317-324

10 MUELLER RA, THOENEN H (1970) Fed Proc 29: 546 (abstract)

11 AYITEY-SMITH E, VARMA DR (1970) Br J Pharmacol 40: 175-185

12 BERKOWITZ BA, SPECTOR S, TARVER JH (1972) Br J Pharmacol 44: 10-16

13 PRZUNTEK H, GUIMARAES S, PHILIPPU A (1971) Naunyn-Schmiedeberg's Arch Pharmakol 271: 311-319

14 NAKAMURA K, GEROLD M, THOENEN H (1971) Naunyn-Schmiedeberg's Arch Pharmacol 268: 125-139

15 JONG W De, PAKOVITS M (1975) Life-Sci 18: 61-64

16 SAAVEDRA JM, GROBECKER H, AXELROD J (1976) Clin and Exp Pharmacol and Physiol 3: 157-160

17 DAHLSTRÖM A, FUXE K (1964) Acta physiol scand 62 (Suppl 232): 1-55

18 SPYER KM (1972) J Physiol 224: 245-257

19 FINCH L, HÄUSLER G (1973) Br J Pharmacol 47: 217-228

20 HAEUSLER G, FINCH L, THOENEN H (1972) Experentia 28: 1200-1203

21 LAMPRECHT F, HENRY DP, RICHARDSON JS, THOMAS JA, WILLIAMS R, BARTTER FC (1973) Fed Proc 32: 763

22 LAMPRECHT F, DAVID M, JACOBOWITZ J, RICHARDSON JS, KOPIN IJ (1975) J Neurosci Res 1: 227-234

23 LAMPRECHT F, RICHARDSON JS, WILLIAMS RB, KOPIN IJ (1977) J Neural Transmiss 40: 149-158

24 WILLIAMS RB, EICHELMAN B (1971) Science 174: 613-614

25 WINSHILBOUM R, AXELROD J (1971) Circ Res 28: 301-315

26 COYLE JT, HENRY D (1973) J Neurochem 21: 61-68

27 GLOWINSKI J, IVERSEN LL (1966) J Neurochem 13: 655-669

28 PELLEGRINO LU, CUSHMAN AJ (1967) A sterotactic Atlas of the Rat Brain. Appleton-Century-Crofts, New York

29 REID JL, ZIVIN JA, KOPIN IJ (1975) Circ Res 17: 569-579

30 LAMPRECHT F, EICHELMAN B, WOOTEN GF, KOPIN IJ (1974) Psychosom Med 36: 298-303

31 LAMPRECHT F, ANDRES R, KOPIN IJ (1975) Life-Science 17: 749-755

32 LAMPRECHT F (1977) Dtsch Med Wochenschr 31: 1128-1132

33 LAMPRECHT F (1978) Proceedings of the 5th International Symposion on Catecholamines, Pacific Grove California

Zur extrarenalen Regulation des Natriumbestandes

H. W. Reinhardt, R. Eisele, G. Kaczmarczyk, R. Mohnhaupt, B. Schimmrich und
S. Wegener [1]

Arbeitsgruppe Experimentelle Anästhesie, Institut für Anaesthesiologie, Klinikum Charlottenburg, Freie Universität Berlin, Spandauer Damm 130, D-1000 Berlin 19

Einleitung

Die Einstellung und Aufrechterhaltung der Homöostase der Körperflüssigkeiten ist eine wesentliche Voraussetzung des höher entwickelten Lebens.

Für die Ver- und Entsorgung der Zellmasse stellen Plasmavolumen und interstitielle Flüssigkeit (zusammen: extrazelluläre Flüssigkeit; EZF) das Transportmedium dar. Änderungen der osmotischen Konzentration und des Volumens der EZF können Rückwirkungen auf die Zellfunktion haben. In der EZF sind über 90% des osmotischen Druckes den Natriumionen zuzuschreiben.

Kenntnisse über die *Regulation* des Natriumbestandes sind daher von großer Bedeutung.
Die Notwendigkeit einer *Regelung* ergibt sich aus den ständig auf das System einwirkenden Störungen. (Renale und extrarenale Verluste können unter ungünstigen Bedingungen Ausmaße annehmen, die ohne Ersatz nur kurzfristig überlebt werden können).

Zur Bewältigung der Regulationsaufgaben stehen dem Organismus ein Antriebs- und ein Exkretionssystem zur Verfügung. Das *Antriebssystem* wird in Gang gesetzt, wenn Mangelsituationen entstanden sind. Für den Antrieb zur Wasseraufnahme ist das subjektive Gefühl der Durst.

Für das *Exkretionssystem* ergeben sich unter regulationsphysiologischen Gesichtspunkten drei Aufgaben:

1. Nach Exzeßaufnahme von Salz und Wasser ist für eine möglichst schnelle und exakte Elimination zu sorgen *(Exzeßausscheidung)*.

2. Besteht keine Möglichkeit zur Aufnahme von Salz und Wasser (ungünstige Umweltbedingungen), sind die renalen Verluste an Natrium und Wasser zu minimieren *(Spareffekt)*.

3. Ist trotzdem durch renale und extrarenale Verluste ein Defizit an Natrium und Wasser eingetreten (verminderter Bestand), muß, wenn Natrium und Wasser wieder zur Verfügung stehen, so lange die Ausscheidung kleiner als die Aufnahme gehalten werden, bis das Defizit wieder ausgeglichen ist *(Retentionseffekt)*.

Die Mechanismen (Regelkreise), die für die Einzelschritte verantwortlich sind, sind noch ziemlich unbekannt. Dies liegt wohl daran, daß

---

[1] Teile des Vortrages sind ausführlicher in der Dissertationsschrift von S. Wegener, FU Berlin, dargestellt.
Hervorragende technische Unterstützung leisteten R. Jäckel, A. Mohr und S. Molling.
Implantate und Katheter wurden von K. Dannenberg gebaut.

94

viele Experimente unter Bedingungen durchgeführt wurden, unter denen
die regelnden Systeme gestört waren. (Experimente an narkotisierten
und frisch instrumentierten Versuchstieren).

Dieser Nachteil kann weitgehend durch die Verwendung von chronisch
instrumentierten Versuchstieren vermieden werden.

Ziel der hier vorgestellten Untersuchungen war es, Kenntnisse über
natriumkonservierende und eliminierende Mechanismen zu erhalten, die
für die Regulation des Natriumbestandes Bedeutung haben.

Der Natriumbestand

Methode zum Nachweis eines verminderten Natriumbestandes

Grundsätzlich kann der Natriumbestand mit Natriumisotopen als "aus-
tauschbares Natrium" bestimmt werden. Nach MERTZ (5) sind beim Menschen 70% des Natriumbestandes und 97% des extrazellulären Natriums
austauschbar. Auf einen verminderten Natriumbestand kann geschlossen
werden, wenn zugeführtes Natrium retiniert wird (1,6).

Die Natriumretention

*Retention von Natrium, wenn große Mengen mit der Nahrung angeboten
werden* (Abb. 1, *Mitte*)

Verwendet wurden wache Versuchshunde (Bastarde), die unter standardisierten Bedingungen gehalten wurden. Die Nahrung, die täglich einmal
gefüttert wurde, war natriumarm (Natriumgehalt 0,5 mmol/kg KG). Wurde
diese länger als 8 Tage gefüttert, war beim Übergang auf eine natriumreiche Nahrung (14 mmol/kg KG) die ausgeschiedene Natriummenge stets
deutlich kleiner als die aufgenommene. Diese Retention von Natrium
weist darauf hin, daß durch die natriumarme Ernährung ein Natrium-De-
fizit eingetreten war, was ausgeglichen wurde (Abb. 1, Mitte). Eine
kurzfristige natriumarme Ernährung (Abb. 1, oben) führte zwar zu einer
geringen Tagesausscheidung von Natrium (Spareffekt, s.o.), nicht aber
zu einer Retention, was darauf schließen läßt, daß in kurzer Zeit kein
"biologisch" erfaßbares Defizit eingetreten war. Diese qualitativen Beobachtungen lassen sich quantifizieren.

*Retention von Natrium, wenn kleine Mengen mit der Nahrung angeboten
werden* (Abb. 1, *unten*)

In diesen Studien wurde Natrium bei Fortdauer der natriumarmen Ernährung durch Peritonealdalyse definiert entzogen (etwa 20-25% des extrazellulären, austauschbaren Natriums).

Bietet man 3 Tage nach der Peritonealdialyse dem Hund mit der Nahrung
wenig Natrium an (2 mmol Na/kg KG), ändert sich die tägliche Natriumexkretion trotz der jetzt erhöhten Zufuhr nicht. Erst nach etwa acht
Tagen entspricht die ausgeschiedene der aufgenommenen Natriummenge.
Aus diesen Experimenten können folgende Schlüsse gezogen werden:

Es muß ein Regelwerk vorhanden sein, das Kenntnisse über den "Istwert"
besitzt und den Istwert aufgrund von kontinuierlichen Messungen mit
dem Sollwert vergleicht. Geeignete Informationen erreichen den Effek-
tor Niere, der solange für eine Retention von Natrium sorgt, bis der
Natriumbestand wieder aufgefüllt worden ist.

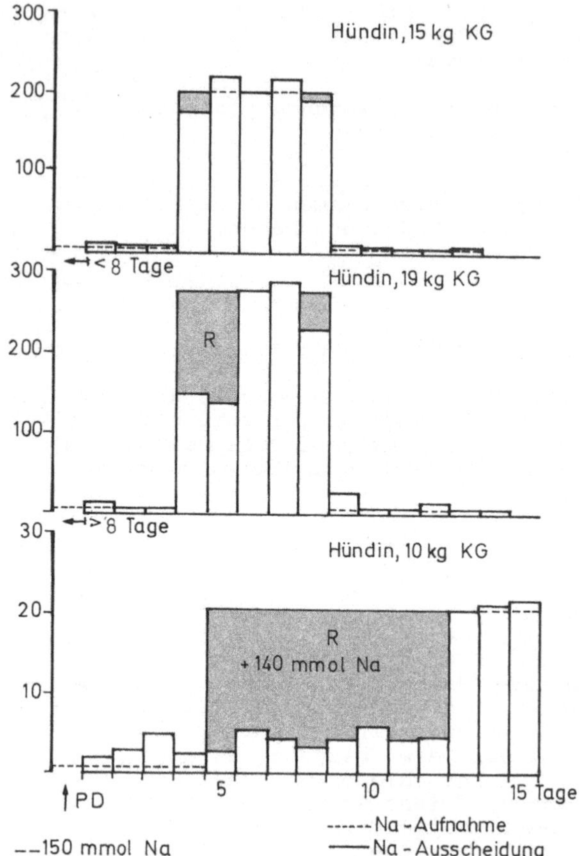

Abb. 1. Einstellung der Natriumbilanz bei wachen Hunden unter verschiedenen Vorbedingungen. *Oben:* Natriumarme Ernährung (0,5 mmol/kg
KG) kürzer als 8 Tage, Übergang auf natriumreiche Ernährung (14 mmol/
kg KG). *Mitte:* Natriumarme Ernährung, länger als 8 Tage, Übergang
auf natriumreiche Ernährung (14 mmol/kg KG). *Unten:* Natriumentzug
durch Peritonealdialyse (PD, 150 mmol), Übergang auf kleine Natrium-
zufuhr (2 mmol/kg KG).
R dunkle Fläche = Natriumretention. *Ordinate:* Natriumexkretion pro
24 Std (mmol); *Abszisse:* Zeit in Tagen; ...... Na-Aufnahme. (Modifiziert
nach (7))

Die Exzeßausscheidung von Natrium

Nach Aufnahme von großen Natriummengen

14 mmol Natrium pro kg KG werden von Hunden, auch bei beschränkter
Wasserzufuhr, spontan aufgenommen (6). Für den Menschen liegt der
Wert bei max 7 mmol/kg KG bei freier Wasserzufuhr (eigene unveröf-
fentlichte Befunde). Besteht kein Natriumdefizit, wird von Hunden
diese Natriummenge innerhalb von 24 St wieder ausgeschieden. Um am
Menschen in ein neues Natrium-Ein- und Ausfuhrgleichgewicht zu kommen, werden mehrere Tage benötigt. Es kommt zur Flüssigkeitseinlage-
rung und zur vorübergehenden Ödembildung. Hunde scheinen daher ein
potenteres, insbesondere schneller wirksames natriumeliminierendes

System zu haben. Von der aufgenommenen Natriummenge werden in den
ersten 3 Std nach der Nahrungsaufnahme 25 - 35% renal eliminiert.

Nach Aufnahme von kleinen Natriummengen

Werden der Nahrung nur kleine Mengen Natrium zugesetzt (2 mmol/kg KG),
so steigt die postprandiale Natriumexkretion nur wenig an. Die Exkretion des aufgenommenen Natriums wird über 24 Std verteilt. Deutlich
abgrenzbares Maxima, wie bei III.1., sind nicht nachweisbar.

Diese Untersuchungen weisen darauf hin, daß die aufgenommene Natriummenge die Exkretionsmodalitäten mitbestimmt.

Die "atriale Natriurese"

Wenn offenbar durch ein "Gedächtnis" Soll- und Istwert des Natriumbestandes miteinander verglichen werden, stellt sich die Frage nach
rezipierenden Strukturen, die Informationen über den Natriumbestand
erheben.

GAUER und HENRY (2,3) beschrieben als erste eine bei Dehnung des linken Vorhofes auftretende Diurese. Dieses Phänomen wurde später als
"Volumenreflex" bezeichnet. Inzwischen gilt als sicher, daß, ausgehend von Dehnungsrezeptoren im linken Vorhof - wahrscheinlich in der
Nähe der Einmündungsstelle der Lungenvenen - oder aber auch von anderen intrathorakalen Gefäßabschnitten, Informationen über den Nervus
vagus zum Hypothalamus geleitet werden und dort zu einer Blockierung
des Antidiuretischen Hormons führen. Nachteilig erwies sich bei diesem Konzept zur Volumenregulation, daß eine Beeinflussung der Natriumexkretion bei Dehnung des linken Vorhofes nicht regelmäßig nachweisbar war (7).

Die folgenden Untersuchungen wurden unternommen, um eine Klärung her-
beizuführen:

Methoden zum Nachweis der "atrialen Natriurese"

Da man Studien an regelnden Systemen nur unter Bedingungen durchfüh-
ren kann, unter denen hinlänglich sicher ist, daß die Systeme auch
intakt sind, wurden alle Studien an nicht narkotisierten Hunden vorgenommen.

Die zur Erhebung von Meßwerten notwendigen Instrumente und Katheter
wurden unter sterilen Bedingungen implantiert. Eine weitere Standar-
disierung der Untersuchungsbedingungen erfolgte durch Konstanterhal-
tung der Umwelt- und Ernährungsbedingungen: 12:12 Tag/Nacht Rhythmus,
Standarderhährung mit 0.5 mmol Na/kg KG *(natriumarme Ernährung)* und
Zusatz von 14 mmol Na/kg KG *(natriumreiche Ernährung)*.
Folgende Operationen wurden durchgeführt:

1. Vorverlagerung der A. carotis in einen Hauthenkel. Durch diese
   Operation werden arterielle Blutentnahmen und Messungen des arteriellen Druckes möglich.

2. Thorakotomie: Implantation eines am Ende mit einer 4-fach perfo-
   rierten Olive ausgestatteten Katheters in den linken Vorhof. Um-
   stechung des linken Vorhofes nahe der Mitralklappenebene mit einem
   Nylonfaden nach Art eines Tabaksbeutels. Die aus der Naht gebildete Schlinge wurde an der seitlichen Thoraxwand ausgeleitet und

zunächst unter der Haut belassen. Wenige Tage vor den Experimenten
wurde die Schlinge in Lokalanästhesie freigelegt. Durch vorsichti-
ges Ziehen an der Schlinge konnte der Druck im linken Vorhof durch
die reversible Mitralstenose gesteigert werden, was eine intrathorakale Volumenzunahme (linker Vorhof, pulmonale Strombahn) simuliert.
Darüberhinaus war es möglich, nach Gewöhnung der Hunde an die Rechts-
seitenlage, spontane Änderungen des Druckes im linken Vorhof zuver-
lässig zu erfassen (s.u.).

Die "atriale Natriurese" nach Aufnahme einer salzreichen Mahlzeit

Wird von den Hunden eine natriumreiche Nahrung aufgenommen, steigt
postprandial der LAP. Dieser Anstieg ist mit einer Zunahme der Natriumexkretion korreliert (Abb. 2). Zwar wurde auch beobachtet, daß
es postprandial (pp) nicht zu einem Anstieg des LAP kam, eine pp Natriurese trat dann allerdings auch nicht auf.

Damit wird die Diskussion, ob atriale Rezeptoren in die Regulation
des Natriumbestandes eingeschaltet sind, überhaupt erst sinnvoll.

Die "atriale Natriurese" nach experimenteller Erhöhung des Druckes im linken Vorhof (eLAP↗)

Will man den Nachweis einer kausalen Beziehung zwischen der Änderung
des LAP und der Natriumexkretion erbringen, muß gesichert sein, daß
nicht gleichzeitig auch andere, nicht im linken Vorhof lokalisierte

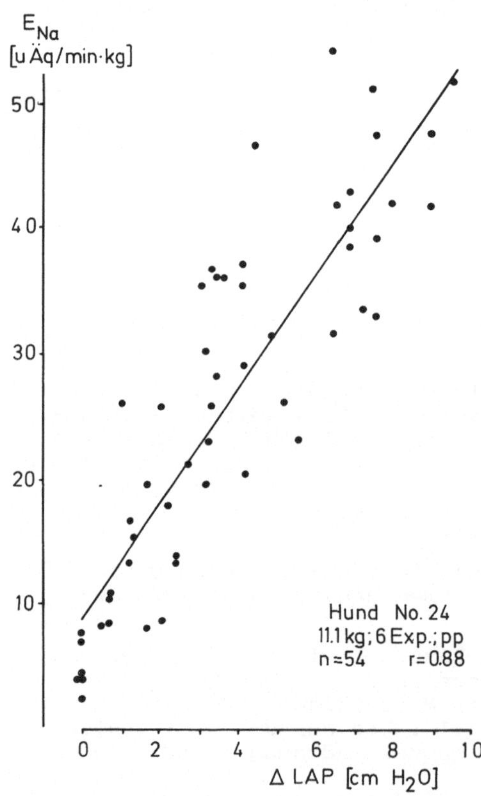

Abb. 2. Natriumausscheidung (E_{Na})
und Zunahme des mittleren Druckes
im linken Vorhof ($\Delta\overline{LAP}$) nach Aufnahme einer salzreichen Mahlzeit
(14 mmol/kg KG)

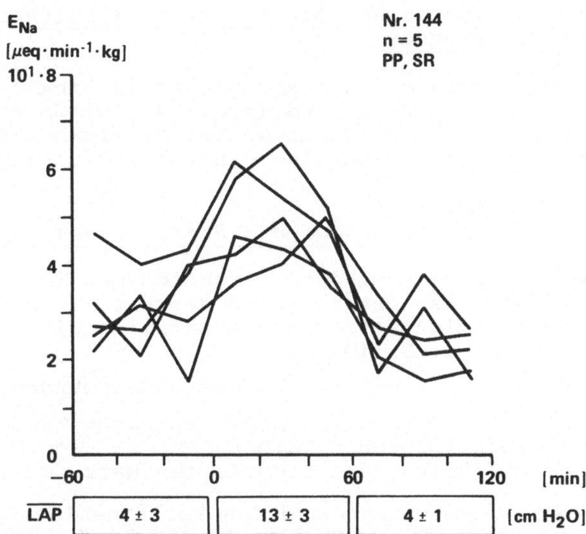

Abb. 3. Natriumausscheidung (E_{Na}) und mittlerer Druck im linken Vorhof (LAP) vor (−60-0), während (0-60) und nach (60-120) einer simulierten Zunahme des intrathorakalen Blutvolumens (s. Methodik) bei chronisch salzreich ernährten Hunden ($\bar{x} \pm$ SD)

natriumsensitive Strukturen angesprochen werden, was bei den postprandialen Studien nicht ausgeschlossen werden konnte.

Deswegen wurde die oben beschriebene Methode der Simulation einer intrathorakalen Volumenvermehrung durch reversible Mitralstenosierung angewandt. Ihr Vorteil ist, daß *ohne* Zufuhr von Natrium der Einfluß einer experimentellen Erhöhung des Druckes im linken Vorhof (eLAP↗) auf die Natriumexkretion untersucht werden kann.

Wir haben diese Untersuchungen an natriumarm und natriumreich vorernährten Hunden durchgeführt. Bei natriumreicher Vorernährung kommt es schon innerhalb der ersten 20 min nach eLAP↗ zu einer erheblichen Zunahme der Natriumexkretion (Abb. 3). Nach Aufhebung der Mitralstenosierung, 60 min später, kehrt die erhöhte Natriumexkretion sehr schnell in den Bereich der Kontrollen zurück. Manchmal liegen die Natriumexkretionswerte auch darunter. Bei natriumarmer Vorernährung ist das Ergebnis ähnlich. Unterschiede liegen darin, daß die Natriumausscheidung in der Kontrollphase niedriger ist und daß in der Stunde nach Lösen der Mitralstenosierung die Natriumexkretion noch erhöht bleibt (7).

Nachteil dieser Methode ist, daß durch die Mitralstenosierung ein kardiovaskulärer Reflex ausgelöst wird, der als eine Aktivierung des Sympathikus aufgefaßt werden kann (Erhöhung der Herzfrequenz und des arteriellen Druckes). Es muß daher ausgeschlossen werden, daß die atriale Natriurese durch den Anstieg des arteriellen Druckes verursacht worden ist.

Da zwischen der Zunahme der Natriumexkretion bei eLAP↗ und der Zunahme des arteriellen Druckes keine Korrelation besteht (7), kann ein solcher Zusammenhang wahrscheinlich abgelehnt werden.

Der natriuretische Effekt der eLAP⤴ bei verschiedenen Zuständen des Natriumbestandes

Vermutet man, daß die Rezeptoren im linken Vorhof in die Retention von Natrium involviert sind (s.S. 97), wird man prüfen müssen, welchen Einfluß primäre Änderungen des Natriumbestandes auf die Natriumexkretion bei Simulation einer intrathorakalen Volumenvermehrung haben.

Methoden zur Variation des Natriumbestandes

Die *Konkurrenz* zwischen verschiedenen in die Natriumelimination involvierten Parametern wurde geprüft, indem auf dem Höhepunkt einer postprandialen Natriurese zusätzlich eine eLAP⤴ vorgenommen wurde (vgl. Abb. 4, S. 101).

Verminderungen des Natriumbestandes wurden auf zwei Arten durchgeführt:

1. *Chronische Verminderung:* Mehrfache Wiederholung einer eLAP⤴ an aufeinanderfolgenden Tagen, ohne daß den Hunden Gelegenheit zur Wiederauffüllung des induzierten Natriumdefizits gegeben worden wäre.

2. *Akute Verminderung* durch Peritonealdialyse: Vor Beginn der Experimente wurde den Hunden in Lokalanästhesie ein Katheter in die Bauchhöhle gelegt. Die eLAP⤴ , wie sie in Abb. 3 beschrieben worden ist, wurde 60 min nach Beendigung der ersten LAP-Erhöhung wiederholt. Dazwischen wurde den Hunden 500 ml Flüssigkeit (400 ml 0.9% NaCl + 100 ml 5% Glucose) in die Bauchhöhle instilliert.

eLAP⤴ während postprandialer Natriumexkretion bei chronisch salzreicher Ernährung

Die postprandiale Natriumexkretion (Abb. 4) steigt von Werten zwischen 3 - 7 µeq Na/min·kg *vor* der Nahrungsaufnahme (vgl. Abb. 2, -60-0) bis auf Werte von 25 - 45 µeq Na/min·kg *nach* Aufnahme einer salzreichen Mahlzeit (Abb. 4, -60-0). Der Vorhofdruck ist mit 4 ± 3 cm H_2O gegenüber vergleichbaren Kontrollen (Abb. 2 und 3) schon erhöht. Eine weitere Steigerung des LAP um ca. 10 cm H_2O durch Einengung des Mitralostiums führt zu einer erheblichen weiteren Zunahme der Natriumexkretion. Die bei postprandialer eLAP⤴ erzielten Zunahmen der Natriumexkretion sind die größten, die bisher beobachtet wurden (Abb. 4). Auch dieser Befund weist darauf hin, daß durch Rezeptoren im linken Vorhof offenbar ein Teil der Natriumexkretion kontrolliert wird.

eLAP⤴ bei vermindertem Natriumbestand

eLAP⤴ bei chronischer Verminderung

Wird das oben geschilderte Experiment - eLAP⤴ einmal täglich für 60 min - bei natriumarm ernährten Hunden an aufeinanderfolgenden Tagen wiederholt, so ist der natriumeliminierende Effekt der linken Vorhofdruckerhöhung schon bei der ersten Wiederholung des Experimentes deutlich herabgesetzt. Von der dritten Wiederholung an ist kein natriumeliminierender Effekt mehr nachweisbar (Abb. 5).

eLAP⤴ bei akuter Verminderung

Wir bezeichnen das Ausbleiben der natriumeliminierenden Wirkung nach eLAP⤴ als *"Sperreffekt"*. Dieser Sperreffekt läßt sich auch nach *akutem* Natriumentzug durch Peritonealdialyse nachweisen (Abb. 6). Schon der

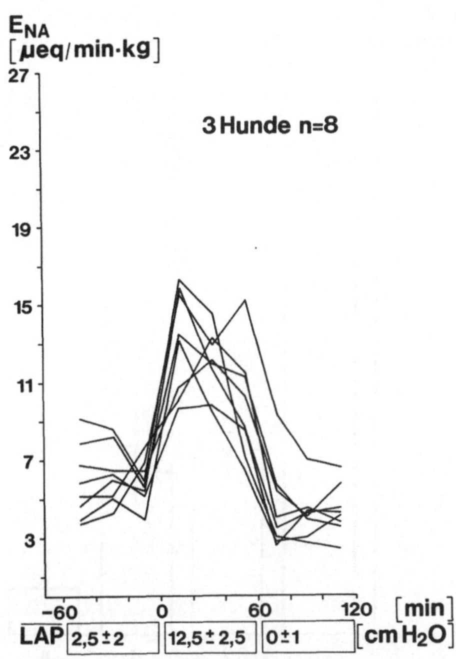

Abb. 4. Natriumausscheidung (E_{Na}) und Druck im linken Vorhof ($\overline{LAP}$) nach Aufnahme einer salzreichen Mahlzeit (-60-0), simulierter Zunahme des intrathorakalen Blutvolumens (0-60) und nach Beendigung der Simulation (60-120). Einzelheiten siehe V.2. ($\bar{x} \pm$ SEM)

akute Entzug von etwa 10 mmol Natrium hebt die "atriale Natriurese" komplett auf. Diese Natriummenge entspricht einer Na-isotonen Minderung der EZF um etwa 3%.
Der Sperreffekt ist durch eine natriumreiche Nahrung bis zum nächsten Tage wieder aufhebbar (vgl. *Natriumretention;* Abb. 1).

Diese Befunde lassen vermuten, daß der Natriumbestand nicht allein über das intrathorakale Blutvolumen erfaßt wird:

Die Stimulation eines vermehrten intrathorakalen Blutvolumens bei (akut oder chronisch) vermindertem Natriumbestand bleibt ohne natriuretischen Effekt.

eLAP↗ bei unterschiedlicher Basisausscheidung von Natrium

Als Basisausscheidung wird die Natriummenge bezeichnet, die im Mittel in der Stunde vor der eLAP↗ ausgeschieden wird (μmol Na/min·kg). Gewöhnlich ist dies die Natriummenge, die 18 - 20 Std nach der letzten Nahrungsaufnahme spontan ausgeschieden wird. In den Untersuchungen, in denen postprandial eine eLAP↗ durchgeführt wurde, ist mit Basisausscheidung die Natriummenge bezeichnet, die auf dem Höhepunkt der postprandialen Natriurese in der Stunde vor der eLAP↗ ausgeschieden wird. Die Basisausscheidung 18 - 20 Std nach der letzten Nahrungsaufnahme schwankt erheblich, ohne daß dafür konkrete Gründe angegeben werden könnten, z.B. Tagesrhythmen, emotionaler Streß u.ä. Der Zusammenhang zwischen der Basisausscheidung und der eLAP↗-induzierten Natriumexkretion ist in Abb. 7 dargestellt. Die Fläche zwischen der

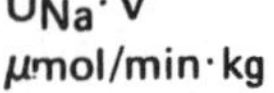

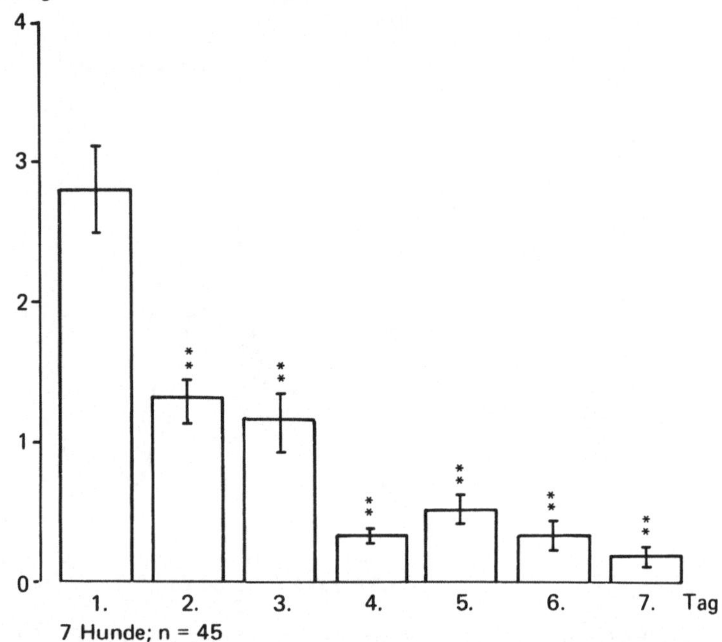

<u>Abb. 5.</u> Natriumexkretion ($U_{Na}\dot{V}$) während experimenteller Druckerhöhung (60 min) im linken Vorhof (eLAP↗) an aufeinander folgenden Tagen (2. Tag gleich erste Wiederholung des Experimentes, s. S. 100) ($\bar{x} \pm$ SEM) (Die Tagesausscheidung für Natrium vor dem ersten Experiment liegt bei ca. 0,5 mmol/kg KG·Tag)

Identitätslinie und der Regressionsgeraden mit der Steigung a = 1.36 gibt die bei stets gleicher Vorhofdruckerhöhung erzielte Natriummehrausscheidung in Abhängigkeit von der Größe der Basisausscheidung wieder.

Zwei Interpretationen dieser Korrelation sind möglich:

a) Die Steigung der Regressionsgeraden ist tatsächlich > 1, was die statistische Analyse mit hoher Signifikanz ausweist. In diesem Fall würde bei großer Basisausscheidung für die eLAP↗-induzierte Natriumausscheidung ein "Verstärkereffekt" existieren.

b) Die Steigung der Regressionsgeraden ist = 1. In diesem Falle würde unabhängig von der Basisausscheidung die eLAP↗ induzierte Natriumexkretion sich stets mit dem gleichen Betrag (bei einem LAP-Anstieg von 10 cm Wasser) zur Basisausscheidung "addieren".

Welche der hier diskutierten Möglichkeiten die biologisch realisierte ist, kann zur Zeit nicht entschieden werden.

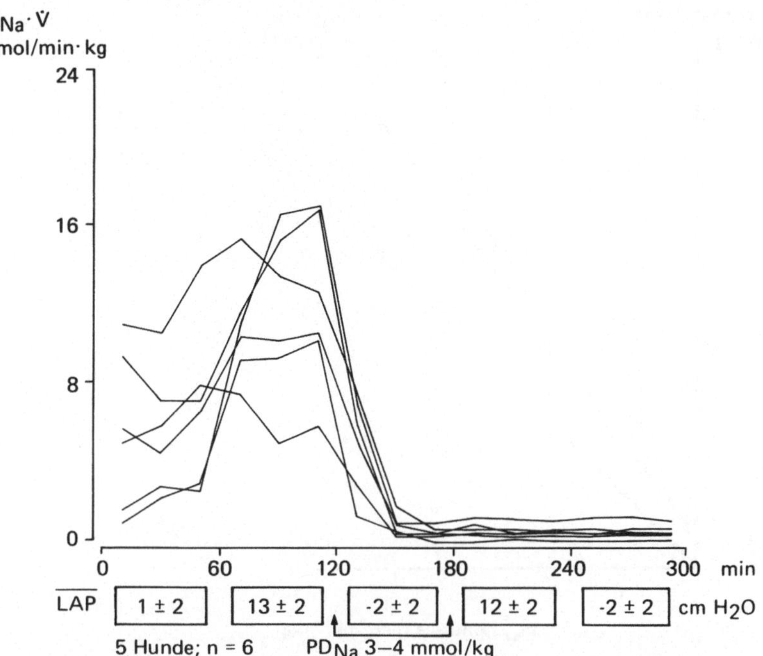

Abb. 6. Natriumexkretion ($U_{Na}\dot{V}$) vor (0-60 und 120-180 min), während (60-120 und 180-240 min) und nach (120-180 und 240-300 min) experimenteller Erhöhung des Druckes im linken Vorhof (eLAP). ($\bar{x}$ + SD). Zwischen der 120. bis 180. min wurde eine Peritonealdialyse (PD) mit geringem Natriumentzug durchgeführt (s. Methodik). *Beachte:* Die zweite eLAP↗ bleibt ohne natriuretischen Effekt

Zusammenfassende Besprechung

Es spricht vieles dafür, daß der Natriumbestand eine geregelte Größe ist. Unklar bleibt, wo und wie das extrazelluläre Volumen gemessen und die Natriumkonzentration angepaßt wird. Die noch tolerierte Größe der Sollwertabweichungen ist ebenfalls unbekannt.
Die als "volumensensitiv" erkannten Rezeptoren in der Lungenstrombahn können nicht nur eine Blockade des Antidiuretischen Hormons auslösen (2,3), sondern sie sind offenbar auch in die Natriumelimination involviert. Welche quantitative Bedeutung intrathorakalen Rezeptoren im Rahmen der Natriumexzeßausscheidung zugeschrieben werden kann, ist noch nicht abschätzbar. Da nach Aufnahme einer salzreichen Mahlzeit eine Zunahme des Druckes im linken Vorhof auftritt, ist es jedoch wahrscheinlich, daß postprandial ein Teil des Natriums über die Zunahme des intrathorakalen Blutvolumens erfaßt und zur Elimination gebracht wird. Die Größe der Natrium-Elimination scheint unabhängig von der Größe der Natriumbasisausscheidung zu sein (atriale Natriurese).

Ist der Natriumbestand vermindert, bleibt eine simulierte intrathorakale Volumenzunahme ohne Effekt - die Natriumexkretion ist "gesperrt". Dieser "Sperrmechanismus", dessen Ursache unklar ist, scheint für die Retention von Natrium verantwortlich zu sein. So weist die Exklusion eines an sich zur Natriumelimination geeigneten Reizes auf die Bedeutung des *zentralen Nervensystems* für die Regulation des Natriumbestandes hin.

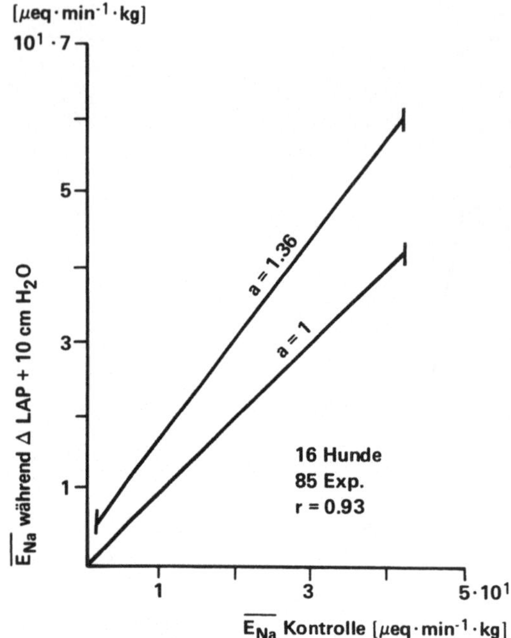

Abb. 7. Mittlere Natriumausscheidung vor (Kontrolle) und während Simulation eines vermehrten intrathorakalen Blutvolumens (ΔLAP = +10 cm H_2O) bei chronisch salzreich ernährten adrenalektomierten Hunden und postprandial bei einem intakten Hund (vgl. Abb. 4)

Die Beeinflussung des Effektors Niere ist auf humoralem und nervalem Wege möglich. Für die Benutzung beider Möglichkeiten gibt es Hinweise. Allerdings kommt eine alleinige Aktivitätsänderung der Nebennieren nicht in Betracht, da die beschriebenen Phänomene auch an adrenalektomierten Hunden nachweisbar sind (8, unveröffentl. eigene Befunde).

Es handelt sich daher um zwei nebennierenunabhängige, wahrscheinlich zentralnervös vermittelte Mechanismen, die an der Einstellung und Aufrechterhaltung der Natriumhomöostase mitwirken und deren Natur weiter aufzuklären sein wird.

Für den Sperrmechanismus ist eine Bedeutung des Renin-Angiotensin-Systems nicht ausgeschlossen, für die "atriale Natriurese" die Liberierung von "natriuretischen Faktoren" nicht unwahrscheinlich.

Literatur

1 BEHRENBECK DW, REINHARDT HW (1967) Untersuchungen an wachen Hunden über die Einstellung der Natriumbilanz. II Postprandiale Elektrolyt- und Wasserbilanz bei unterschiedlicher Kochsalzzufuhr. Pflügers Arch 295: 280-292

2 GAUER OH, HENRY JP (1956) Beitrag zur Homöostase des extraarteriellen Kreislaufs. Volumenregulation als unabhängiger physiologischer Parameter. Klin Wochenschr 34: 356-366

3 GAUER OH, HENRY JP (1976) Neurohormonal control of plasma volume. Int Rev Physiol, Cardiovasc Physiol II, 9: 145-190

4 KACZMARCZYK G, EIGENHEER F, GATZKA M, KUHL U, REINHARDT HW (1978)
No relation between aterial natriureses and renal blood flow in
conscious dogs. Pflügers Arch 373: 49-58

5 MERTZ DP (1962) Die extrazelluläre Flüssigkeit. Biochemie und
Klinik. Thieme, Stuttgart

6 REINHARDT HW, BEHRENBECK DW (1967) Untersuchungen an wachen Hunden
über die Einstellung der Natriumbilanz. I Die Bedeutung des Extra-
cellulärraumes für die Einstellung der Natrium-Tagesbilanz. Pflügers
Arch 295: 266-279

7 REINHARDT HW, KACZMARCZYK G, EISELE R, EIGENHEER F, KUHL U (1977)
Left aterial pressure and sodium balance in conscious dogs on a low
sodium intake. Pflügers Arch 370: 59-66

8 REINHARDT HW, KACZMARCZYK G, KUHL U, EIGENHEER F, GATZKA M, EISELE
R (1977) Further evidence of an adrenal-independent mechanism involved in the adjustment of sodium balance and stimulated by intra-
thorcic receptors. Experiments in conscious dogs. Proc Int Union
Physiol Sciences 13: 624

Autonome Dysfunktion bei zentralneurologischer Krankheit

O. Appenzeller

University of New Mexico, School of Medicine, Department of Neurology, Albuquerque, New Mexico (USA)

Beinahe alle Krankheiten des zentralen Nervensystems stehen nachgewiesenermaßen oder vermutlich im Zusammenhang mit autonomen Störungen.
Deren Auflistung im einzelnen würde zu weit führen und wäre meines Er-
achtens unangemessen. Ich habe mir daher die molekularen Aspekte autonomer Dysfunktion des zentralen Nervensystems zum Thema gestellt, ein
Gebiet, das wohl in Zukunft noch sehr viel mehr erweitert werden wird
und dessen Kenntnis vielleicht die Vorstellung zu akzentuieren vermag,
daß eine autonome Dysfunktion nicht ohne Bezug zur Molekularpathogene-
se der Krankheiten des zentralen Nervensystems betrachtet werden kann.

Ein bekanntes Beispiel zur Verdeutlichung der zugrundeliegenden Mechanismen ist der Parkinsonismus. Es handelt sich dabei um eine klinisch
leicht erkennbare Krankheit, bei der eine autonome Dysfunktion gut dokumentiert worden ist. Molekular gesehen rührt jene nachgewiesenermaßen von einem reduzierten Dopamingehalt in den Faserendigungen der
Basalganglien her. Bei diesem Zustand führt die Verabreichung von
L-dopa zu einer deutlichen klinischen Besserung. Diese Substanz wirkt
als Agonist und stimuliert die Dopaminrezeptoren in den Basalganglien.
Die Pathologie bei Parkinsonismus liegt jedoch hauptsächlich in der
Substantia nigra und dieser indirekte Molekulareffekt ist ein gutes
Beispiel dafür, daß morphologische Veränderungen allein in den meisten Fällen wenig Aufschluß über die wahre Pathogenese einer Krankheit
geben. Die Reaktionen des zentralen und peripheren Nervensystems auf
Störungen verlaufen diesbezüglich ziemlich stereotyp. Es ist deshalb unrealistisch anzunehmen, daß sich eine Erkenntnis über Krankheiten des Nervensystems und autonome Dysfunktion lediglich auf Grund
morphologischer Interpretation ableiten läßt. Wir müssen daher eher
molekularen Problemen Beachtung schenken als einer klinischen Dysfunktion oder einer morphologischen Darstellung.

Als Einführung eignet sich wohl am besten eine Untersuchung gegenwär-
tiger Auffassungen von den molekularen Aspekten hormoneller Wirkungs-
weisen und von den Molekularmechanismen bei der Transmission am Nerv.
Es ist selbstverständlich bekannt, daß von Cholesterol abgeleitete
Steroidhormone fettlöslich sind. Sie passieren sehr leicht die Zellmembran. Hormonderivate der Peptide und Aminosäuren sind jedoch nicht
fähig die Zellmembran zu durchdringen und verbinden sich an der Zell-
oberflächer mit speziellen Rezeptoren auf die sie Einfluß nehmen. Der
biochemische Mechanismus der Zelle, der von außen durch diese Hormone
beeinflußt wird, wird durch Adenylcyclase aktiviert, was zur Produk-
tion von Cyclo-AMP führt; dem "second messenger", womit Hormone eigentlich die Molekularaktivität der Targetzellen beeinflussen[3]. Die Stimulierung von Nervengewebe, die elektrisch oder durch einen Neurotransmitter herbeigeführt wurde, ergab nachgewiesenermaßen eine Zunahme an
Cyclo-AMP. Die Stimulierung von Nerven zu Ganglien des Sympathikus
beispielsweise führt zu synaptischer Transmission und einer damit verbundenen Erhöhung des Cyclo-AMP-Gehaltes der Ganglien. Vor kurzem wurde

gezeigt, daß die Verwendung von Dopamin an Basalganglien die Wirkungen elektrischer Stimulierung imitiert und die Erhöhung des Cyclo-AMP-Spiegels auch in diesem Gewebe verursacht. Außerdem wird durch die Verwendung von Cyclo-AMP an Basalganglien der elektrophysioligische Effekt von Dopamin reproduziert. Werden Gehirnscheiben einer Reihe von bekannten Neurotransmittern ausgesetzt, so kommt es auch zur Zunahme des AMP-Gehaltes der Gehirnscheiben. Es scheint, daß sowohl elektrische Aktivität, Hormonwirkung, als auch die Anwendung von Dopamin auf verschiedene Gewebe im zentralen Nervensystem über die Wirkung von Cyclo-AMP zu physiologischen Auswirkungen führen.

Medikamente, die die Funktion des autonomen und zentralen Nervensystems beeinflussen, wirken auf die Freisetzbarkeit der Neurotransmitter entweder unmittelbar als Agonist oder Antagonist oder mittelbar, indem sie diese Freisetzbarkeit beeinflussen. Diese Medikamente müssen die Cyclo-AMP-Spiegel, die durch Einwirkung der Neurotransmitter erzeugt werden, beeinflussen. Dopaminrezeptoragonisten sind bei Parkinsonismus von Nutzen. Dopaminrezeptorantagonisten sind zweckmäßige Medikamente bei Schizophrenie. Es ist jedoch noch nicht bekannt, welche Rezeptoragonisten oder Antagonisten bei autonomen Störungen zentralen Ursprungs, wie beim Shy-Drager-Syndrom oder diencephaler Epilepsie von Nutzen sind. Einige Hinweise können von Beobachtungen im Zusammenhang mit den verschiedenen Suchtmitteln erhalten werden, die auf Neurotransmitter oder Rezeptoren einwirken und die Symptome hervorrufen, die bei Patienten mit neurologischen Krankheiten von selbst auftreten. Manganvergiftung zum Beispiel verursacht Parkinsonismus, wie das auch bei Nebenwirkungen von Medikamenten gegen Schizophrenie der Fall ist. Andererseits verursacht Lysergsäurediäthylamid (LSD) Halluzinationen, die Ähnlichkeit mit den bei Schizophrenie beobachteten aufweisen. Es ist daher nicht völlig abwegig anzunehmen, daß neurologische und besonders autonome Störungen die Ursache von Abnormalitäten in spezifischen Rezeptor-Adenylatcyclase-Systemen sind, die vielleicht hervorgerufen wurden durch genetische Störungen auf Grund nicht-lateraler Mutationen oder auf Grund eines erworbenen Zustandes im Zusammenhang mit der Konfrontation mit Umweltgiften.

Nerven reagieren auf synpatische Stimulierung mit einer kurzzeitigen Veränderung der Permeabilität, was die Aktivierung des stimulierten Bezirks anzeigt. Cyclo-AMP ist an diesem Prozeß unmittelbar beteiligt. Es aktiviert Proteinkinase, die offenbar die Form einiger Membranbestandteile verändert, dissoziiert vom Rest des Enzyms die Proteinkinase und dies aktiviert den Transfer einer Phosphatgruppe, was eine Kaskade enzymatischer Reaktionen hervorruft, die für die kurrzeitige Veränderung der Permeabilität der Membran verantwortlich sind. Als Hypothese kann angenommen werden, daß einige Ereignisse im Nervensystem, die im Zusammenhang mit der Synapsentransmission stehen, von der auf Neurotransmitter ansprechenden Adenylcyclase abhängig sind, die Cyclo-AMP erzeugt. Die von Cyclo-AMP abhängige Proteinkinase phosphoryliert ein Substratprotein. Dieses Phosphatprotein hat seinen Sitz in den Neuronenmembranen und könnte deren Permeabilität verändern. Eine enge Korrelation besteht zwischen den Bewegungen der Ionen durch Zellmembranen im Nervensystem und der von Cyclo-AMP abhängigen Phosphorylierung spezifischer Membranproteine.

Die durch Cyclo-AMP regulierten Abläufe sind komplex und deshalb von relativ langer Dauer. Neuronenbahnen, die Cyclo-AMP verwenden, wirken oft eher modulierend, als daß von ihnen Aktivitäten in Nervenschaltkreisen ausgelöst werden. Beispiele finden sich im Cerebellum, wo Cyclo-AMP-Spiegel durch die Aktivierung von noradrenergen Nerven, die im Locus coeruleus entspringen, verändert werden. Diese Aktivierung

und Zunahme an Cyclo-AMP verursacht eine Senkung der Impulsrate der
Purkinjezellen. Über den Nucleus caudatus regulieren die Cyclo-AMP-
Spiegel die motorische Aktivität, jedoch erst nachdem diese Spiegel
sich auf Grund von Signalen verändern, die von anderen Gehirnteilen
initiiert werden. Ebenso kann angenommen werden, daß eine autonome
Wirkungsweise, die charakteristischerweise eher modulierend oder
prägend als auslösend wirkt, in enger Beziehung zu den Cyclo-AMP-
Spiegeln steht, die ihrerseits von Adenylcyclasesystemen abhängig
sind.

Synaptische Vorgänge, bei denen Cyclo-AMP als Mediatior mitwirkt,
können auch das Molekularsubstrat für langfristige Veränderungen
im zentralen und peripheren Nervensystem sein und einige Charakteristika des Erinnerungsvermögens erklären. Man äußerte die Annahme,
daß eine Phosphorylierung, bei der Cyclo-AMP als Mediator wirkt,
die Vorgänge in Neuronenkernen verändert. Die Phosphorylierung von
Histonen fördert ihren Abtransport aus der DNS inaktiver Gene. Die
exponierten Gene stehen nun für eine Transkription in Messenger-RNS
und neue Proteine zur Verfügung. Die Verbindung zwischen Cyclo-AMP,
Adenylcyclase und Proteinkinase bildet ein System zur Transformation
kurzfristiger Abläufe, die, hervorgerufen durch synaptische Aktivität,
zu lang anhaltenden biochemischen Veränderungen führen. Aus diesem
Grunde könnte die fortgesetzte Aktivierung einer Synapse theoretisch
zur Synthese neuer Proteine, Enzyme, Rezeptormoleküle führen und
zwar entweder an Zellmembranen oder innerhalb des Nucleus von Neuronen. In diesem Zusammenhang kann das Gedächtnis als eine durch
Cyclo-AMP vermittelte Veränderung in Kern- oder Membranproteinen
gesehen werden und zwar bedingt durch wiederholte synaptische Stimulierung.

Es gibt einige bekannte klinische Beispiele, die diese Interpretation
belegen. Während des zweiten Weltkrieges wurde man darauf aufmerksam,
daß Piloten, die ohne Druckausgleich großen Höhen ausgesetzt waren,
Zahnschmerzen bekamen. Dies betraf nicht einfach alle Zähne, sondern
beschränkte sich lediglich auf diejenigen, die schon vorher geschmerzt
hatten. Es stellte sich auf experimentellem Wege heraus, daß dieses
Erinnerungsvermögen für schmerzhafte Abläufe nicht von zentralen Mechanismen abhängig war, sondern von Abweichungen im Wahrnehmungssystem
des Trigeminus herrührten. Diese vor fast 40 Jahren geleistete Arbeit
ist ein gutes Beispiel dafür, wie klinische Studien wohl einen Weg
aufzeigen, jedoch nie eine völlige Erklärung bieten können für die
Pathogenese einer Krankheit, welche eines molekularen Verständnisses
bedarf. Das Plombieren von Zähnen unter Allgemeinanästhesie hatte bei
Versuchspersonen, bevor sie großen Höhen ausgesetzt wurden, keinen
Effekt auf das Erinnerungsvermögen an Schmerzen. Wurde jedoch eine
Seite des Mundes unter lokaler Anästhesie behandelt und wurde gleichzeitig ein Allgemeinanästheticum gegeben, während die andere Seite
ebenfalls schmerzhaft gereizt wurde, so zeigte sich deutlich, daß,
sobald die Versuchsperson erneut großer Höhe ausgesetzt wurde, die
Seite, auf der während des Plombierens kein Block bewirkt wurde, weiterhin schmerzte, während die Seite mit Block nicht mehr empfindlich
war. Es gibt noch andere Beispiele für chronische Schmerzzustände,
bei denen die Erinnerung an vorausgegangene schmerzhafte Ereignisse
bedeutsam ist. Erinnerungen an schmerzhafte Ereignisse können als
Phantom nach Stimulierung des Stumpfes ausgelöst werden und Schmerzen
unterhalb einer Chordotomie können ebenfalls durch Manipulation am
anästhesierten Bereich des Körpers hervorgerufen werden. Von großem
Interesse ist natürlich die Assoziation mit Phänomenen wie zum Beispiel
Piloerektion, Schwitzen und Erythem auf Grund einer Stimulierung des
Thalamus. Dies tritt nur bei Patienten auf, die sich vor der Stimulierung in einem chronischen Schmerzzustand befanden. Bei denjenigen ohne
vorausgegangenen Schmerz verursacht eine Stimulierung des Thalamus

kein Unbehagen auf der gegenüberliegenden Seite des Körpers; nach
Thalamusläsionen wurden jedoch Phänomene wie zum Beispiel Mydriasis
und beeinträchtigtes Schwitzen auf der homolateralen Seite festgestellt.

Zentrale autonome Dysfunktion bei neurologischer Erkrankung ist weit
verbreitet. Es war für mich von größerer Bedeutung molekularen Abläu-
fen, denen wir uns widmen müssen, um zu einem Verständnis der Pathogenese autonomer Dysfunktionen bei Krankheiten des zentralen Nervensystems zu gelangen, den Vorrang zu geben vor einer Aufführung klinischer Phänomene oder morphologischer Veränderungen, die nicht spezifisch sind und die sich in der Literatur leicht finden lassen.

Literatur

1 CARMEL PW (1968) Sympathetic deficits following thalamotomy. Ar-
  chives Neurology Psychiatry (Chicago) 18: 378-387

2 NATHAN PW (1977) Pain. British Medical Bulletin 33: 149-156

3 NATHANSON JA, GREENYARD P (1977) Second Messengers in the Brain.
  Scientific American 237: 108-119

Synchronisierte Tiefschlafphasen im Koma als Ausdruck einer residualen Schlafzyklik[1]

St. Kubicki und G. Freund

Abteilung für klinische Neurophysiologie, Neurochirurgisch-Neurologische Klinik und Poliklinik, Klinikum Charlottenburg, Freie Universität Berlin, Spandauer Damm 130, D-1000 Berlin 19

Die folgenden Beobachtungen machten wir bei Ganznachtableitungen schlafmittelvergifteter komatöser Patienten. Dabei ging es ursprünglich um die Frage, auf welche Weise sich nach einer Schlafmittelvergiftung die normale Schlafrhythmik wiederherstellt. Als frühesten sinnvollen Ableitezeitpunkt für diese Untersuchungen wählten wir den Zustand des sogenannten einfachen Komas (moderate coma, coma proprement dit), da die bisherige Erfahrung lehrt, daß in dieser Komaphase eine kontinuierliche δ-Grundaktivität besteht, die sich durch eine *nahezu völlige Areaktivität auf Reize* verschiedenster Art auszeichnet (3) - ein für diese Serie neutraler Ausgangspunkt.

Allerdings hatten wir früher schon bei Schlafmittelvergiftungen im einfachen Koma zwei verschiedene EEG-Grundmuster beschrieben, nämlich eine *sinusoidale 2/sec δ-Aktivität* einerseits und eine *polymorphe 1/sec δ-Tätigkeit* andererseits (10-12), deren unterschiedliche Bedeutung wir jedoch damals nicht erkannten. Erst die vorliegenden Ganznachtableitungen wiesen nun das polymorphe Grundmuster als eine residuale Tiefschlaftätigkeit aus.

Patientengut und Methodik

Die Nachtableitungen wurden ausschließlich bei Schlafmittelvergiftungen durchgeführt. Insgesamt wurden 15 Patienten kontrolliert, anfangs in Form von Halbnacht-, später in Ganznachtregistrierungen. Bei 12 Patienten wurden zwei bis zehn aufeinanderfolgende Nachtableitungen vorgenommen, die erste stets im sogenannten einfachen Koma. Bei drei Patienten leiteten wir zusätzlich einmal im Koma mit Zusammenbruch der vegetativen Funktionen ab (coma with break-down of vegetativ functions, coma avec effondrement végétatif) (3,9-11).

Therapie (Hämoperfusion, Dialyse, forcierte Diurese) und Überwachung der Patienten liefen ungestört weiter. Die Registrierungen erfolgten am Krankenbett mit einem fahrbaren 8-Kanal-Gerät der Firma Schwarzer. Zur Ableitung verwandten wir goldene Napf-Elektroden, die mit Collodium fixiert wurden. Bei etlichen Patienten wurden neben dem EEG auch EKG, EMG und die Atmung aufgezeichnet. Am Tage wurde regelmäßig ein Routine-EEG registriert und ein neurologischer Status erhoben.

Die Schlaftiefe wurde in 20-sec-Abschnitten bestimmt. Gesondert wurde das EMG markiert. Die Daten wurden einer PDP 12 eingegeben, die das Schlafprofil ausschrieb und den prozentualen Anteil der einzelnen

---

1 Wir danken Frau Prof. Dr. IBE, Herrn Dr. BARCKOW und Frau Dr. SCHI-ROP für die Ermöglichung der Ganznachtableitungen während der Intensiv-Therapie auf der Reanimations-Abteilung.

Stadien am Gesamtschlaf berechnete. Als elektroenzephalographische
Ausgangslage diente jeweils die am Tage bestimmte Grundaktivität,
da infolge der Intoxikation keine normale Wachaktivität besteht.
Diese Grundaktivität wurde unter AWAKE eingegeben und bei Bewußt-
losigkeit mit dem Zusatz (COMA) versehen.

Die Schlaftiefeneinteilung erfolgte entsprechend der im Computer fest-
gelegten Graduierung nach DEMENT und KLEITMAN.

Ergebnisse

In den Nachtableitungen konnten einige deutlich gegeneinander abgrenz-
bare Grundaktivitäten beobachtet werden.

Erstens fand sich eine *sinusoidale δ-Tätigkeit um 2/sec* mit Amplitu-
den um 100 - 200 µVolt und leichter fronto-präzentraler und tempora-
ler Akzentuierung (Abb. 1, links oben), zuweilen in Bezug auf die
Amplitude bereits etwas gruppiert. Die Überlagerung durch höhere Frequenzen ist relativ gering (10-12).

Zweitens waren Phasen einer *unregelmäßigen δ-ϑ-Grundaktivität* um 50-
100 µVolt zu beobachten; in diese eingelagert fanden sich
- entweder amplitudenhohe, sinusoidale δ-Gruppen um 2/sec (Abb. 1,
  rechts oben),
- oder polymorphe δ-Gruppen um 1/sec (Abb. 1, *links unten*).
Nur selten fanden sich im eindeutigen Koma Sigma-Spindeln, niemals
aber Vertex-Elemente oder Augenbewegungen.

Drittens traten *kontinuierliche, polymorphe δ-Tätigkeiten um 1/sec*
auf ohne jegliche Einstreuung sinusoidaler Abläufe (Abb. 1, rechts
unten), häufig überlagert von Frequenzen des obern ϑ-Bereiches (10-12).

Die *Dauer* der sinusoidalen δ-ϑ-Phasen war unterschiedlich; es fanden
sich sowohl Strecken von nur 10 min als auch solche von 2 Std (Abb. 2).

Die unregelmäßigen flacheren δ-ϑ-Phasen mit eingestreuten sinusoidalen
oder polymorphen δ-Gruppen hielten dagegen selten länger als etwa 10
min an; letztere leiteten zuweilen in Phasen einer kontinuierlichen
polymorphen δ-Grundaktivität über.

Die polymorphen δ-Phasen waren ebenfalls kürzer als die sinusoidalen,
bestanden aber zuweilen doch bis zu 45 min Dauer.

Die sinusoidale 2/sec δ-Aktivität haben wir in den Schlafprofilen
(Abb. 2) unter AWAKE (COMA) eingetragen, die unregelmäßige δ-ϑ-Grund-
aktivität mit eingelagerten sinusoidalen oder polymorphen Gruppen
unter Schlafstadien I bzw. III und die kontinuierliche polymorphe 1/sec
δ-Tätigkeit unter Schlafstadium IV. Die zeitliche Anordnung der Stadien
zeigt einen häufigen Wechsel zwischen sinusoidalen und polymorphen
Phasen. Dabei finden sich in der ersten Nachthälfte zuweilen mehr sinusoidale Rhythmen und erst in der zweiten polymorphe Phasen, also
synchronisierte Tiefschlafmuster (Abb. 2).

Akustische und schmerzhafte Reize bewirken in den Schlafstadien einen
deutlichen Wechsel zum sinusoidalen 2/sec AWAKE(COMA)-Grundmuster der
Abb. 1 links oben. Abbildung 3 zeigt oben eine akustische Reizung
(Pfeil) im Stadium I: Nach einer Latenz von 2-3 sec stellt sich wieder
die sinusoidale AWAKE(COMA)-Grundaktivität ein. Im unteren Teil zeigt
die Abb. 3 den Effekt einer Schmerzreizung im Schlafstadium III: Zunächst verschwindet die überlagerte ϑ-Tätigkeit und etwa 4 sec später

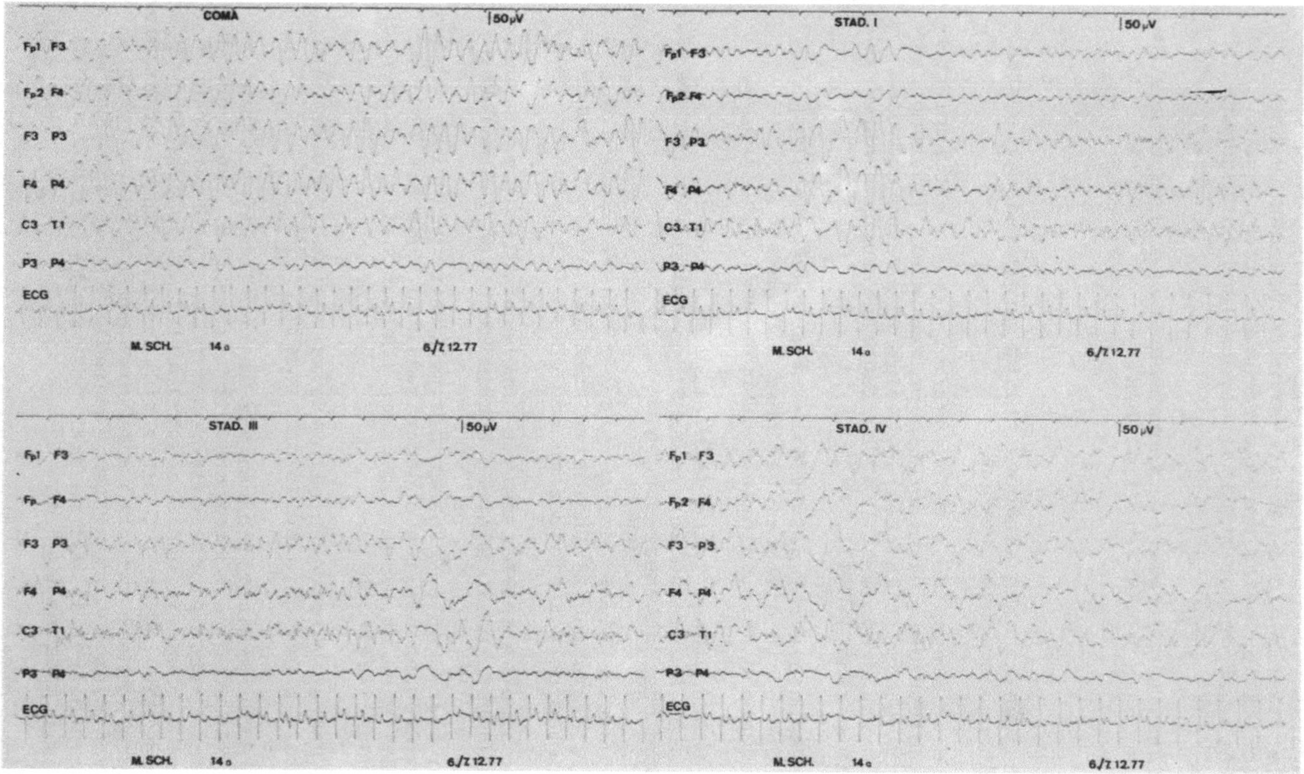

Abb. 1. M.Sch. 14 Jahre. Schlafmittelvergiftung mit 3,6 g Propallylonal. Vier elektroenzephalographische Stadien im Verlauf einer Ganznachtableitung. *Oben links:* Sinusoidale 2/sec δ-Grundaktivität. Coma proprement dit, moderate coma. *Oben rechts:* "Schlaf"-Stadium I (B-Schlaf). Unregelmäßige ϑ-δ-Hintergrundaktivität mit eingeblendeten sinusoidalen Gruppen. *Unten links:* "Schlaf"-Stadium III (D-Schlaf). Unregelmäßige ϑ-δ-Hintergrundaktivität mit eingeblendeten, spontanen polymorphen δ-Gruppen um 1/sec. *Unten rechts:* "Schlaf"-Stadium IV (E-Schlaf). Fortlaufende polymorphe 1/sec δ-Tätigkeit. Vertex-Zacken und Schlafspindeln fanden sich im Koma nicht

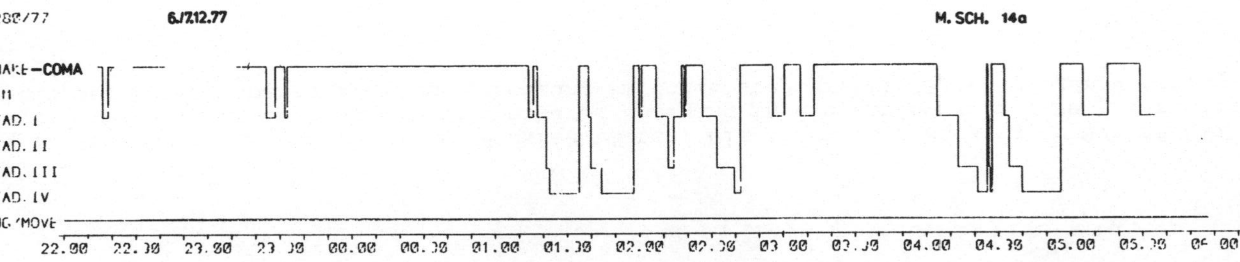

Abb. 2. Patientin der Abb. 1. Ganznacht-"Schlafprofil". Zu erkennen sind zwei - jeweils kurz unterbrochene - Tiefschlafphasen von 1-2, bzw. 4-5 Uhr, sowie eine weitere Schlafvertiefung um 2.30 Uhr. Auffallend ist das Fehlen von Tiefschlafphasen vor Mitternacht, was mit der Unruhe auf der Station zu erklären ist. II- oder C-, bzw. REM-Schlaf fehlen

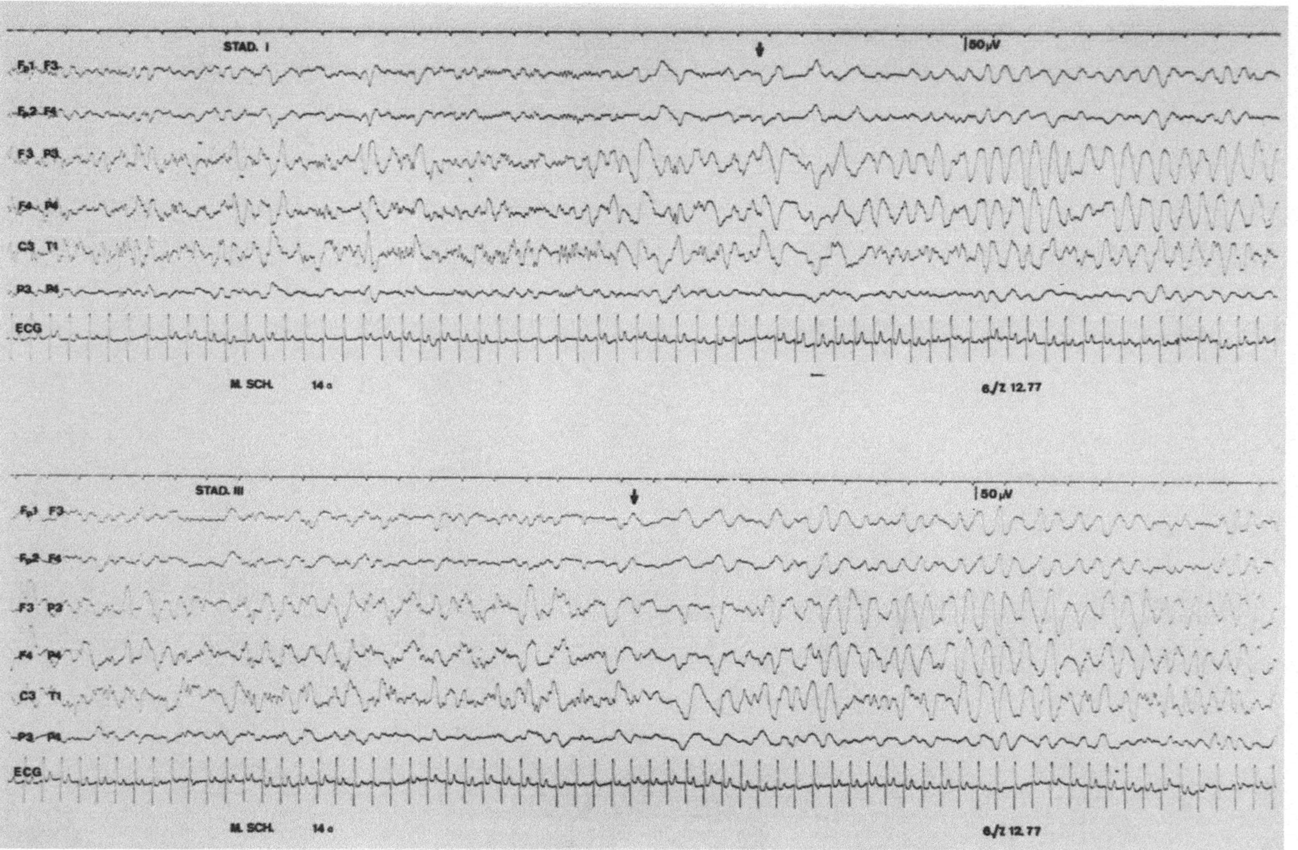

Abb. 3. Patientin der Abb. 1 und 2. Weckreaktionen. Die akustische Reizung im Schlafstadium I *(Pfeil oben)* verursacht einen unmittelbaren Übergang in die sinusoidale 2/sec -Grundaktivität des Komas, ebenso die Schmerzreizung im Schlafstadium III *(Pfeil in der unteren Bildhälfte)*

dokumentiert die sinusoidale δ-Grundaktivität die veränderte "Vigi-
lanzlage". Demgegenüber bewirken akustische und schmerzhafte Reize
im sinusoidalen AWAKE(COMA)-Stadium keinerlei Grundrhythmusänderungen,
entsprechend der bekannten Areaktivität dieses Stadiums.

Diskussion

Der Anlaß zu EEG-Ganznachtableitungen bei Patienten mit Schlafmittelvergiftungen war, die zu erwartende sukzessive Wiederherstellung der
Schlafzyklik über mehrere Nächte hin zu verfolgen (7,13,16). Der frü-
he Beginn der nächtlichen Kontrollen bereits im einfachen Koma erschien
uns notwendig, um auch erste Ansätze einer Schlafaktivität nicht zu
verfehlen.

Überraschend war allerdings, daß bereits im einfachen Koma längere
Phasen einer unregelmäßigen Grundaktivität zu registrieren waren, die
sich deutlich von der bekannten sinusoidalen 2/sec-δ-Grundaktivität
des Komas abhoben (Abb. 1) und die als Muster eines synchronisierten
Tiefschlafes imponieren. Dabei ließen sich drei Schlaf-Stadien gegeneinander abgrenzen,

- zum einen Phasen einer etwas flacheren, unregelmäßigen δ-ϑ-Grundak-
  tivität mit eingelagerten sinusoidalen 2/sec-Gruppen, von uns als
  Schlafstadium I angesehen,

- zum zweiten eine etwa gleiche Grundaktivität mit eingelagerten polymorphen 1/sec δ-Gruppen, wie man sie im III-Schlaf findet und

- zum dritten eine kontinuierliche polymorphe 1/sec δ-Tätigkeit entsprechend dem voll ausgebildeten synchronisierten Tief- oder IV-
  Schlaf.

Die Schlafprofilkurven zeigen sehr deutlich den sukzessiven Übergang
von leichteren in tiefe Schlafstadien; die Schlafphasen beginnen stets
mit einer unregelmäßigen Grundaktivität, die noch sinusoidale Gruppen
enthält. Nach einigen Minuten weichen diese dann polymorphen Gruppen,
die wiederum in ein kontinuierliches polymorphes δ-Muster zusammen-
fließen. Es erscheint somit durchaus berechtigt, die unregelmäßige
δ- -Grundaktivität mit sinusoidalen Einblendungen als Muster eines
flachen Schlafes anzusehen.

Merkmale eines II-Schlafes, d.h. Vertex-Wellen, sogenannte biparietale
humps (5) fehlen dagegen völlig, praktisch auch ßigma-Spindeln.

An die Stelle der Wach-Aktivität tritt im einfachen Koma die sinusoidale 2/sec δ-Tätigkeit, die bei Tage üblicherweise zu beobachtende
Grundaktivität.

Alles in allem besteht schon aus phänomenologischer Sicht genug Anlaß,
die beschriebenen Bilder als Schlafmuster anzusehen. Sollten sie wirk-
lich Schlafzustände repräsentieren, so wäre allerdings zu fordern,
daß Reize "Weck"-Reaktionen hervorrufen. Im Koma kann es dabei zwar -
per definitionem - nicht zum Erwachen kommen, wohl aber zum Übergang
in die sinusoidale Koma-Grundaktivität.

Abbildung 3 zeigt, daß solche Weckreaktionen in den beschriebenen
Schlafstadien eindeutig auszulösen sind, dagegen bei der sinusoidalen
Koma-Grundaktivität - die ja die Position der Wach-Aktivität einnimmt
- ausbleiben; das entspricht der Erfahrung, daß im einfachen Koma eine
areaktive δ-Tätigkeit vorliegt (3). So können wir zur Kenntnis nehmen,
daß im Koma noch residuale Schlafaktivitäten vorliegen, die sich an-

scheinend jedoch im wesentlichen auf den synchronisierten Tiefschlaf,
also den II- und IV-Schlaf nach DEMENT und KLEITMAN beschränken.

Die Schlafprofile zeigen im Verlauf der Nacht einen mehrfachen Wechsel
zwischen den einzelnen Stadien. Bei einigen Patienten finden sich erst
in der zweiten Nachthälfte Tiefschlafphasen (13); das mag mit der Unruhe zusammenhängen, die bis Mitternacht auf der Station zu herrschen
pflegt. Die Profile zeigen zudem eine, wenn auch gestörte, Schlafzyklik,
da stets mehrere Tiefschlafphasen zu beobachten sind.

Schlafmittel setzen somit in Konzentrationen, die zu einem einfachen
Koma führen, die Steuerung des synchronisierten Tiefschlafes noch
nicht völlig außer Kraft, wohl aber die für den REM-Schlaf. Somit wird
die These, daß beide Schlafphasen durch verschieden strukturierte
neuronale Systeme gesteuert werden, durch diese Befunde gestützt.

Die Untersuchung JOUVETs (8,9) und die Befunde etlicher neurophysio-
logisch minutiös untersuchter Fälle mit pontinen Schädigungen (1,2,4,
14,17) sowie tierexperimentelle Studien (9,15) lokalisieren die für
die Schlafzyklik verantwortlichen Kerngebiete in den Pons, und zwar

- einerseits in den sogenannten Raphe-Kern, dem die Steuerung des
  Tiefschlafes mit der polymorphen 1/sec δ-Tätigkeit zugeschrieben
  wird, und

- andererseits in die Loci coerulei, denen die Steuerung des REM-
  Schlafes und - im weiteren Sinne - des Muskeltonus obliegen soll.

Der zyklische Wechsel beider Stadien erfolgt entweder durch ein übergeordnetes Zentrum oder er beruht auf wechselnder gegenseitiger Beeinflussung beider Funktionsareale. Ohne Zweifel sind jedoch die für
den REM-Schlaf verantwortlichen Kerngebiete wesentlich anders struk-
turiert (6) als die der Tiefschlafsteuerung, da sie bereits bei erheblich geringerer Medikamentblutkonzentration ausgeschaltet werden.

- Der REM-Schlaf fehlt bereits im einfachen Koma, in dem auch die
  Hirnstammreflexe und der Muskeltonus sukzessive verschwinden.

- Im Gegensatz dazu bleibt die Tiefschlaf-Aktivität im einfachen
  Koma noch erhalten, ebenso wie die Atmungs-, Kreislauf- und Temperaturregulation, ausgenommen - wie letzte Beobachtungen nahelegen -
  ein Sauerstoffmangel tritt belastend hinzu.

Der Raphe-Kern entspricht offensichtlich also einem vegetativen Funk-
tionszentrum, ebenso wie die Areale der Atmungs-, Kreislauf- und Tem-
peratur-Regulation. Entsprechend fällt die Tiefschlafsteurung auch
erst im Koma mit Zusammenbruch der vegetativen Funktionen aus. Im
Stadium der Burstsuppression - das den Zusammenbruch der vegetativen
Funktionen elektroenzephalographisch repräsentiert - finden sich keinerlei Modulationen der Grundaktivität mehr, die auch nur andeutungs-
weise als residuale Schlafaktivität zu deuten wären. Zu beobachten
sind lediglich periodische Bursts, die im Laufe der Nacht mit der
Elimination der Schlafmittel durch die Hämoperfusion häufiger werden.

So überraschend es im ersten Augenblick erscheinen mag, daß komatöse
Patienten zusätzlich noch in einen Tiefschlaf verfallen können, so
wenig außergewöhnlich erscheint dies, wenn man sich den Gedanken zu
eigen macht, daß der Tiefschlaf zu den vegetativen Funktionen gehört,
wie die Atmungs-, Kreislauf- und Temperaturregulation, deren Erhalten-
sein im einfachen Koma ja ganz selbstverständlich erscheint.

Zusammenfassung

Bei Schlafmittelvergiftungen lassen sich im einfachen Koma unregelmäßige polymorphe EEG-Aktivitäten beobachten, die sich eindeutig gegen die sinusoidale 2/sec Koma-Grundaktivität abgrenzen lassen und
die deskriptiv als Muster eines synchronisierten III- und IV-Tief-
schlafes anzusprechen sind. Weiter Schlafmuster, wie beispielsweise
Rapid Eye Movements (REM) oder Vertex-Elemente, finden sich im Koma
nicht, von gelegentlichen 14/sec Schlafspindeln abgesehen.

Während der polymorphen Aktivität lassen sich Weckreaktionen auslösen,
die zu einem sofortigen Übergang in das sinusoidale 2/sec δ-Muster
führen. Bei der sinusoidalen Grundaktivität haben Weckreize dagegen
keinerlei Wirkung.

Erst im Koma mit Zusammenbruch der vegetativen Funktionen, das im EEG
durch Burst-suppression repräsentiert wird, findet sich keinerlei
Schlafzyklik mehr. Der Tiefschlaf gehört demnach zu den vegetativen
Funktionen wie Atmungs-, Kreislauf- und Temperaturregulation, die ebenfalls erst im Stadium der Burst-suppression ausfallen oder eindeutig
insuffizient werden.

Literatur

1 CHARTRIAN GE (1976) Electrographic and behavioral signs of sleep
  in comatose states. In: REMOND A (ed) Handbook of Electroenceph
  clin Neurophysiol, vol 12, Sect V. Elsevier, Amsterdam, pp 63-77

2 EVANS BM (1976) Patterns of arousal in comatose patients. J Neurol
  Neurosurg Psychiat 39: 392-402

3 FISCHGOLD H, MATHIS P (1959) Obnubilations, comas et stupeurs
  Electroenceph clin Neurophysiol, Suppl 11

4 FREEMON FP, SALINAS-GARCIA RM, WARD JW (1974) Sleep patterns in a
  patient with a brain stem infarction. Electroenceph clin Neurophysiol 36: 657-660

5 GIBBS FA, GIBBS EL (1964) Atlas of electroencephalography, Vol III
  ADDISON-WESELY, Reading (Mass) pp 538

6 GILLIN JCH, POST RM, WYATT RJ, GOODWIN FK, SNYDER S, BUNNEY WE
  (1973) REM inhibitory effect of L-Dopa infusion during human sleep
  Electroenceph clin Neurophysiol 35: 181-186

7 HAIDER I, OSWALD I, (1970) Late brain recovery processes after drug
  overdose. Br med J 2: 318-322

8 JOUVET M (1965) Etude de la dualité des états de sommeil et de mé-
  chanismes de la phase paradoxale. In: Aspects anatomo-fonctionels
  de la physiologie du sommeil. Centre National de la Recherche
  Scientifique, Paris, pp 397-449

9 JOUVET M (1969) Neurophysiologische Mechanismen im Schlaf. In:
  JOVANOVIC U (Hrsg) Der Schlaf. Barth, München, pp 103-135

10 KUBICKI ST, RIEGER H, BUSSE G (1970) EEG in fatal and near-fatal
   poissoning with soporific drugs, I. Typical EEG patterns. Clin
   Electroenceph 1: 5-13

11 KUBICKI ST, RIEGER H, BARCKOW D (1970) EEG in fatal and near-fatal
   poissoning with soporific drugs, II. Clinical significance. Clin
   Electroenceph 1: 14-21

12 KUBICKI ST, RIEGER H, BUSSE G, BARCKOW D (1970) Elektroenzephalographische Befunde bei schweren Schlafmittelvergiftungen. Z EEG-EMG 1: 80-93

13 KUBICKI ST, FREUND G (1977) Elektro-klinische Korrelationen bei Schlaf-Wach-Störungen. Verh dtsch Ges inn Med 83: 877-888

14 LENHARD HG (1969) Veränderungen im Schlafzyklus bei Kindern nach Schädelhirntraumen. In: JOVANOVIC U (Hrsg) Der Schlaf. Zit bei Orthner H. Barth, München, S 62-63

15 ORTHNER H (1969) Neuroanatomische Gesichtspunkte der Schlaf-Wach-Regelung. In: JOVANOVIC U (Hrsg) Der Schlaf. Barth, München, S 49-84

16 OSWALD I (1968) Drug and sleep. Pharmacol Rev 20: 273-303

17 OTTER HP (1970) Die pathologische Physiologie des Schlafes. In: BAUST W (Hrsg) Ermüdung, Schlaf und Traum. Wissenschaftl Verlagsges, Stuttgart, S 217-246

Über die zentral-nervöse Steuerung der Schweißsekretion

R. Schiffter

Abteilung für Neurologie, Neurochirurgisch-Neurologische Klinik und Poliklinik, Klinikum Steglitz, Freie
Universität Berlin, Hindenburgdamm 30, D-1000 Berlin 45

Man kann auf verschiedene Weisen tatsächlich oder symbolisch ins
Schwitzen geraten. Volks- und Dichtermund haben nicht zufällig so
viele Redewendungen über das Schwitzen geprägt, und hinter jeder
einzelnen steckt uraltes Erfahrungsgut, das auch über ursächliche
Zusammenhänge etwas aussagt, die heute von Physiologen und Klinikern
erforscht werden: "Vor den Erfolg haben die Götter den Schweiß gesetzt" - "Von der Stirne heiß rinnen muß der Schweiß" - "Im Schweiße
seines Angesichts" - "Schweißtriefend wie aus dem Wasser gezogen" -
hier ist das *thermoregulatorische Schwitzen* gemeint, das durch äußere
Wärme und/oder Muskelarbeit durch Vermittlung des Hypothalamus induziert wird und sich vornehmlich an Kopf, Oberkörper und Rumpf abspielt.

Der Examenskandidat kommt bei einigen Fragen "ganz schön ins Schwitzen",
"Schweißperlen stehen ihm auf der Stirn". Der ängstliche Bewerber um
eine Assistentenstelle bekommt "feuchte Hände" und "nasse Socken", wenn
er sich dem mächtigen Chef vorstellen muß. Manche Referenten auf wis-
senschaftlichen Symposien trocknen sich zu Beginn ihres Vortrages noch
einmal verschämt die nassen Handflächen. Dies ist das *psychosomatische
oder emotional ausgelöste Schwitzen*, das fast ausschließlich an Hand-
und Fußflächen, im Gesicht und in den Achselhöhlen auftritt und als
Folge eines gebremsten Erregungssturms in den Regelkreisen des limbischen Systems aufgefaßt werden kann.

Dem geschockten, aber unverletzt davongekommenen Unfallopfer oder dem
naiven Beschauer eines guten Horrorfilmes stehen nicht nur "die Haare
zu Berge" (Piloarreaktion), sondern ihnen bricht auch "der kalte
Schweiß aus", weil die übermäßige Ausschüttung von Adrenalin aus der
Nebennierenrinde das *adrenerge Schwitzen* in Gang gesetzt hat. Das an-
flutende Adrenalin hatte vorhandene Depots viskösen, klebrigen Schwei-
ßes in den Drüsenausführungsgängen durch Kontraktion dort vorhandener
Myoepithelien einmalig und explosionsartig ausgepreßt und gleichzeitig
durch allgemeine Vasokonstriktion für eine kalte blasse Haut gesorgt.

Dem genießerischen Gourmand läuft beim Pfeffersteak nicht nur das Wasser im Mund zusammen, sondern als Schweiß auch von der Stirn zum Dop-
pelkinn und vom Hinterkopf in den Nacken. Er leidet meist nur wenig
unter diesem sogenannten gustatorischen oder *"Geschmacksschwitzen"*,
dessen physiologischer Sinn noch nicht ganz geklärt ist und das in
pathologischen Fällen aufklärbar und behandelbar ist.

Die übrigen Arten der Schweißauslösung sind weniger originell und werden nur der Vollständigkeit halber aufgezählt:
Das *Reflexschwitzen*, das durch Hautreize über spinale oder via Grenzstrang geschaltete Reflexe oder streng lokal über die fragwürdigen
Axonreflexe zustande kommen soll; das *pharmakogene Schwitzen* bei Verabreichung von Cholinergika wie Pilocarpin oder Acetylcholin, das
direkt an der cholinergen Nerv-Drüsen-Synapse ausgelöst wird und

keiner nervalen Leitung bedarf. Schließlich noch das spontane ubi-
quitäre Schwitzen, die sogenannte *Perspiratio insensibilis*, die durch
stimulusfreies Verdunsten von Schweiß aus den Drüsenausführungsgängen
entsteht.

Für die *zentral-nervös* geschalteten Schwitzarten, die uns hier allein
beschäftigen sollen, also vor allem das thermoregulatorische und das
psychosomatische Schwitzen ist ein reifes und intaktes Gehirn erforderlich. Reife Neugeborene schwitzen thermoregulatorisch normal, spätestens nach Ablauf der ersten Lebenswoche. Psychogenes Schwitzen
setzt erst nach dem 1. bis 3. Lebensmonat ein.

Frühgeborene mit einem Konzeptionsalter von weniger als 210 Tagen
(statt normal 268 Tagen) schwitzen thermoregulatorisch nicht. Wiederholte Acethylcholininjektionen in die Haut lösen aber lokales
Schwitzen aus. Metabolische Wärmeproduktion und vasomotorische Tem-
peraturreaktionen sind bei Frühchen schon möglich, letzteres reicht
aber niemals aus, die fehlende Schweißsekretion zu kompensieren, deshalb sind diese Kinder nicht nur bei Kälte, sondern ausdrücklich auch
bei Überwärmung so gefährdet (2). Vieles spricht dafür, daß die noch
unvollständige Hirnentwicklung der Frühgeborenen Ursache dieser unzu-
reichenden Regulationsfähigkeit ist. Die Tatsache, daß die Myelini-
sierung des Gehirns erst unmittelbar vor der Geburt beginnt (!) und
die des Rückenmakrs noch immer nicht ganz abgeschlossen ist, mag auch
ein Indiz für diese Deutung sein. Da die phylogenetisch alten vegetativen Fasern früher myelinisiert werden als andere, etwa die Pyramidenbahn, kann bei konstanter Außentemperatur von 31° Celsius das
Frühgeborene allerdings eine Körpertemperatur von 36° Celsius konstant
halten.

Das *thermoregulatorische Schwitzen*. Für diese vitale und unentbehrli-
che vegetative Grundfunktion ist der *Hypothalamus* die entscheidende
zentrale Schaltstelle. Die Schweißsekretion ist das effektivste und
wichtigste Abkühlungsstellglied der Temperaturregulation. Vielleicht
ist eine geringfügige Erhöhung der Bluttemperatur adäquater Reiz für
die im Hypothalamus sicher nachgewiesenen Temperaturfühler. Lokale
Erwärmung oder Abkühlung bestimmter Hypothalamusareale lösen jedenfalls im Tierversuch typische Reaktionen der Wärmeabgabe (Schwitzen,
Vasodilatation) bzw. der Kälteabwehr (Kältezittern, Vasokonstriktion)
aus. Andererseits spielen Wärmerezeptoren der Haut, der inneren Organe oder auch im Rückenmark ebenfalls eine wichtige Rolle; deren Impulse werden vermutlich über den Tractus spinothalamicus bzw. Abzwei-
gungen aus seinem Bahnverband dem Hypothalamus zugeleitet. Unsere
Kenntnisse über die zentrale Rolle des Hypothalamus bei der Regulation vegetativer Abläufe, also auch der Temperaturregulation, basieren
auf den grundlegenden Arbeiten von KARPLUS und KREIDL (9) sowie von
HESS (7) und vielen anderen. Elektrische Reizungen "sympathischer"
Hypothalamusabschnitte lösen regelmäßig neben anderen sympathiekoto-
nen Reaktionen auch Schweißausbrüche aus (7,9,4,5).

Aufschlußreich sind neben Reizversuchen besonders stereotaktische
punktuelle Unterbrechungen von Bahnen, die den Hypothalamus verlas-
sen, die dazu geeignet sind, die efferenten Impulswege zu studieren:

UMBACH (15,16) hat bei einem Mann den Nucleus ventromedialis des Hypothalamus auf der rechten Seite koaguliert. Bei dem anschließenden
thermoregulatorischen Schwitztest fand sich eine rechtsseitige Hemianhidrose. Wir konnten gemeinsam mit POHL (12) auch bei 20 Parkinson-
kranken nach stereotaktischer Koagulation in der Zona incerta des Subthalamus konstant eine gleichseitige Hemianhidrose (und ein ebenfalls
ipsilaterales zentrales Horner-Syndrom) nachweisen (Abb. 1 und 2).

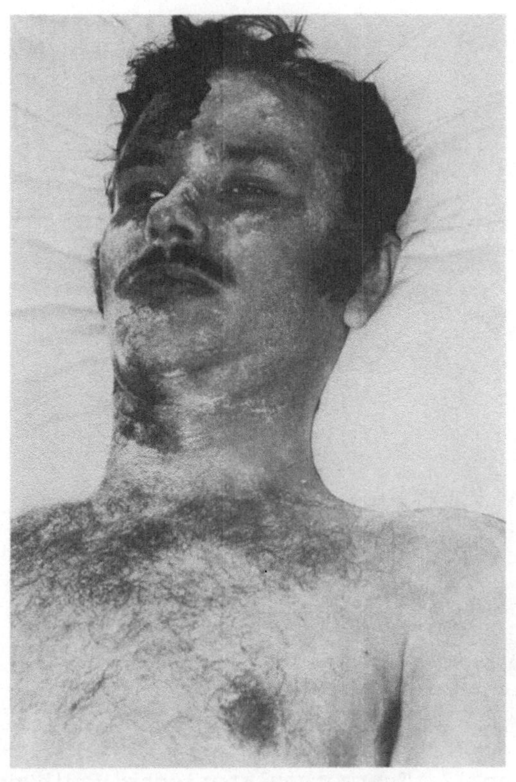

<u>Abb. 1.</u> Thermoregulatorische Anhidrose der linken Körperhälfte nach
stereotaktischer Koagulation in der linken Zone incerta des Subthalamus. Minor-Schwitztest. Die Schwärzung der Oberlippe bds. ist durch
das Lippenbärtchen verursacht

Gleiche Beobachtungen hatte vorher schon CARMEL (<u>3</u>) nach Koagulationen
in der Umgebung des Nucleus ruber gemacht.

Der alte Streit, ob die hypothalamo-reticulo-spinale sympathische Bahn
kreuzt, zum Teil kreuzt oder ipsilateral absteigt, scheint uns seitdem
entschieden: Sie kreuzt nicht. Ihr Ursprung ist in den hinteren und
lateralen Hypothalamusarealen zu suchen. Den Verlauf gibt Abb. 3a und
b wieder.

Später haben wir das gleiche Ergebnis auch bei thermoregulatorischen
Schwitztests nach ischämischen Insulten im Strombahngebiet der A.
carotis interna-cerebri media in einer Untersuchungsserie registrieren können (Abb. 4a und b). Danach muß man annehmen, daß auch kurze
Äste der A. cerebri media an der Gefäßversorgung des Subthalamus beteiligt sind und bei Ischämien die dort laufende absteigende sympathische Bahn unterbrochen wird. Es ließ sich dadurch ein neues Syndrom
einer gekreuzten Lähmung konstatieren:
Ipsilaterale Hemianhidrose mit Horner-Syndrom + kontralaterale Hemiparese ggf. mit Hemianopsie und/oder Aphasie (<u>13</u>).

Nun gibt es aber auch diverse klinische und experimentelle Befunde,
die beweisen, daß Schwitzen auch oberhalb, das heißt cortexwärts
vom Hypothalamus ausgelöst werden kann. Damit sind wir beim *limbischen
System* und beim *psychosomatischen Schwitzen:*

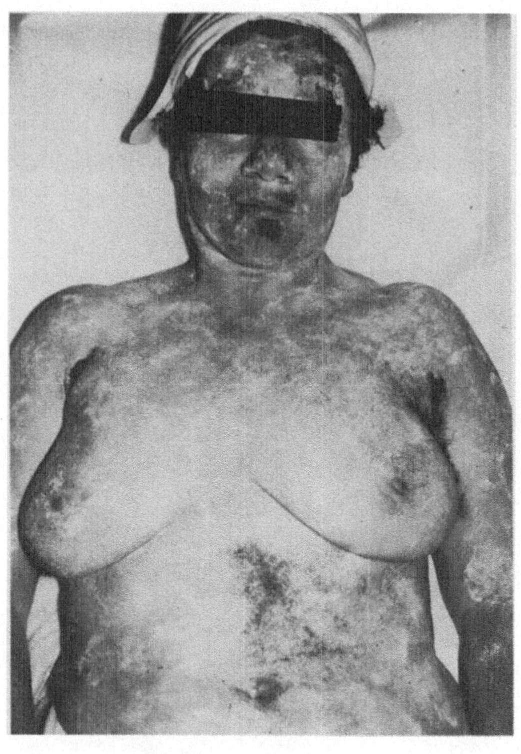

<u>Abb. 2.</u> Thermoregulatorische Hemihypohidrose der rechten Körperhälfte nach sterotaktischer Koagulation in der rechten Zona incerta des Subthalamus. Minor-Schwitztest

Hier sind Reizversuche sehr aufschlußreich gewesen. Sympathische Defizitsymptome, d.h. hier Anhidrosen durch definitive Hirnsubstanzschädigungen dieser Strukturen sind bisher nicht sicher nachgewiesen worden und auch bei einzelnen eigenen Prüfungen nicht gefunden worden.

Bei hochfrequenten stereotaktischen Reizungen im Nucleus ventrooralis internus des Thalamus, noch häufiger des Fornix, des Amygdalums, des Hippocampus und des Gyrus cinguli, also wesentlichen Schalt- und Leitungsstrukturen des limbischen Systems sah z.B. UMBACH (<u>15</u>,<u>16</u>) kontralaterale Hemihyperhidrosen mit Piloarrektion und Reizmydriasis, also sympathische Reizantworten. Hier muß also eine zweite, kreuzende Bahn im Spiele sein. Da das limbische System mit seinen komplizierten Regelkreisen soweit wir wissen das anatomische Substrat für Antriebe, Affekte, Stimmungen und Gefühle darstellt, liegt es nahe, hier auch die anatomische Struktur des psychosomatischen Schwitzens zu vermuten (Abb. 5). Die einzelnen Abschnitte des limbischen Systems haben vielfältige Verbindungen zum Hypothalamus und könnten hier Anschluß an die absteigende sympathische schweißinduzierende Bahn gewinnen. Einige auf den Hypothalamus projizierende Bahnen aus dem limbischen System sind in Abb. 6 dargestellt.

Da aber Hoffnungen und Ängste, Lust und Unlustgefühle nicht selten von konkreten Denkinhalten und Erlebnissen angestoßen werden, muß auch die Großhirnrinde bei der Suche nach sudorisekretorischen Impulsgebern in Betracht gezogen werden. In der Tat führten Reizungen der

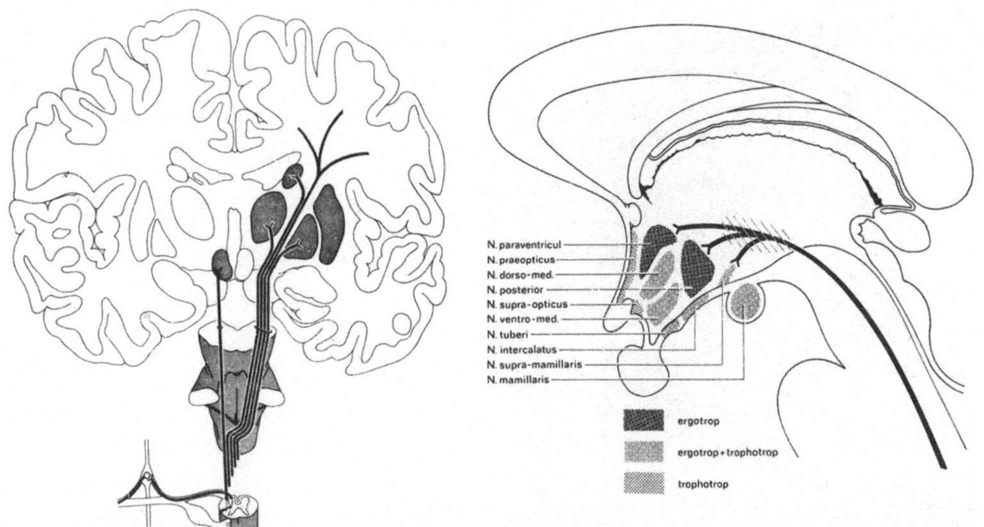

Abb. 3. Schema der ipsilateralen vom Hypothalamus absteigenden hypotha-
lamo-spinalen sympathischen (sudorisekretorischen) Bahn und der kreuzenden, vom Hypothalamus unabhängigen sudorisekretorischen Bahnen aus
Großhirn, limbischem und extrapyramidalem System (12)

Area 6 (vor der motorischen Präzentralregion) und des vorderen Temporalpols in der kontralateralen Körperhälfte zu Schweißausbruch und
Gänsehaut (Piloarrektion). Dieser sympathische Effekt war auch nach
Zerstörung des Hypothalamus noch auslösbar und erst verschwunden,
wenn auch sogenannte extrapyramidale Bahnen mit unterbrochen wurden.
MONNIER (11) sprach deshalb von hypothalamusunabhängigen sympathischen
fronto- und tempropontinen absteigenden Bahnen. Gleichwohl ließ sich
bei vielen experimentellen Untersuchungen nachweisen, daß auch verschiedene Hirnrindenareale direkt und wohl kreuzend ihre Impulse auf
den Hypothalamus projizieren: So von der Präzentralregion, von mehreren
anderen, besonders basalen Stirnhirnfeldern, von dem Okzipitallappen
u. a. Nach MONNIER (11) sind wohl von allen sensomotorischen Rinden-
feldern sympatische Reizeffekte auslösbar. Eine Fülle klinischer Befunde paßt ebenfalls zu dieser Konezption, so z. B. die Beobachtungen
von GUTTMANN (6), KARPLUS (8) oder LINDER (10) nach Schußverletzungen
oder Rindenoperationen,bei denen kontralaterale Hyperhidrosen auftraten.
Ähnliches beschrieb APPENZELLER bei einem Infarkt in der Inselrinde (1).
Auch in der krampfenden Extremität bei fokalen epileptischen Anfällen
sahen GUTTMANN (6), SOUVID (14) und andere auffällig oft Hyperhidrosen.
Man kann also auch über die Hirnrinde kontralateral ins Schwitzen kommen, nur eben nicht thermoregulatorisch, sondern "psychosomatisch" oder
so wie MONNIER (11) es deutet: Willkürhandlungen; etwa der rechten Hand,
erhalten von der Hirnrinde, dem Kleinhirn und extrapyramidalen Systemen
nicht nur ein geordnetes motorisches Impulsmuster vermittelt, sondern
auch eine geeignete vegetative Grundeinstellung, je nach intendierter
Leistung. Die Hand muß für die Leistung optimal durchblutet sein, darf
nicht zu viel und nicht zu wenig schwitzen usw. Schließlich spucken
ja auch Holzfäller vor dem Zuschlagen noch einmal symbolisch oder tatsächlich in die Hände, um die Haftfähigkeit zu erhöhen, wenn der

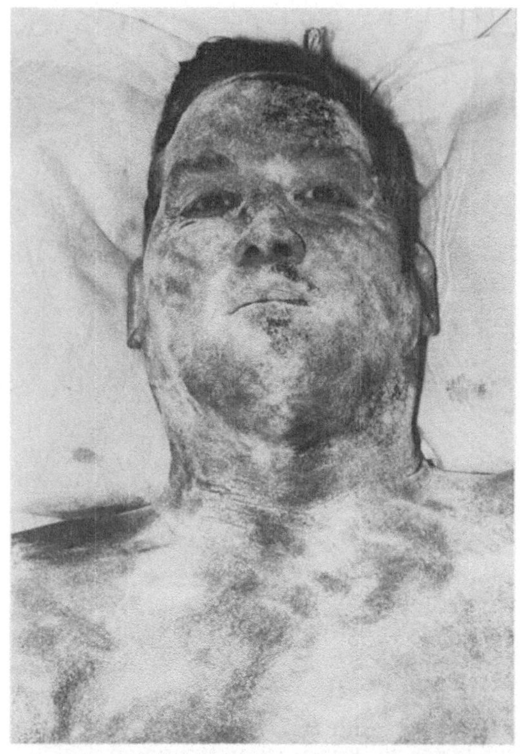

a

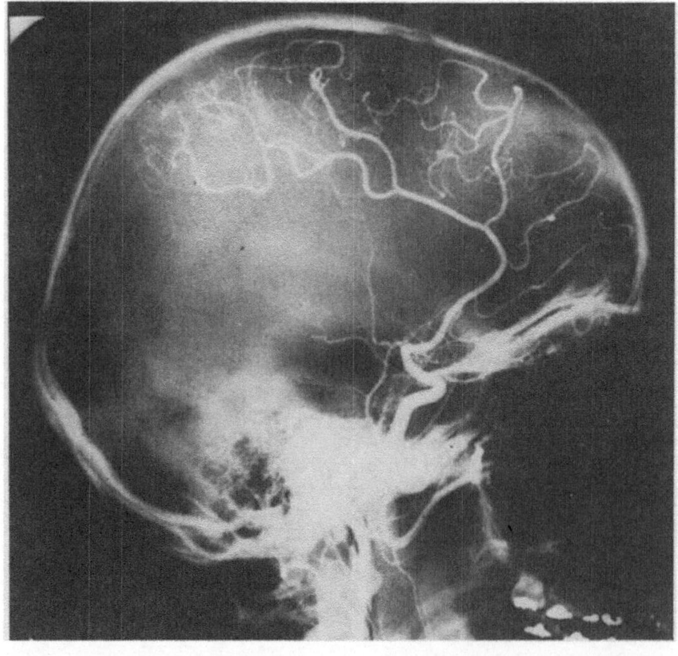

b

<u>Abb. 4a.</u> Thermoregulatorische Hemihypohidrose rechts nach proximalem Verschluß der rechten A. cerebri media. Minor-Schwitztest. <u>b</u> Angiogramm zu Abb. 4a. Kompletter Verschluß der A. cerebri media

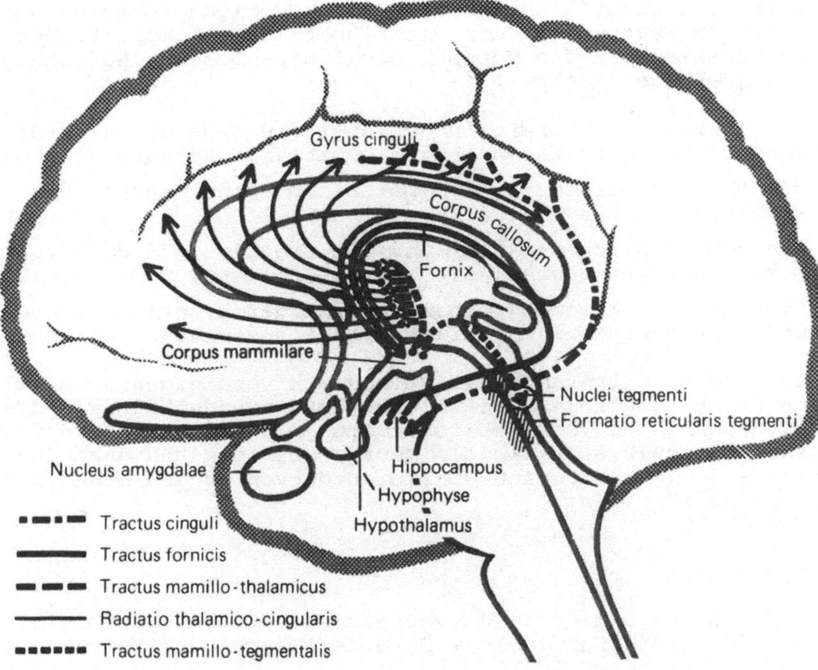

Abb. 5. Der Papez-Regelkreis des limbischen Systems

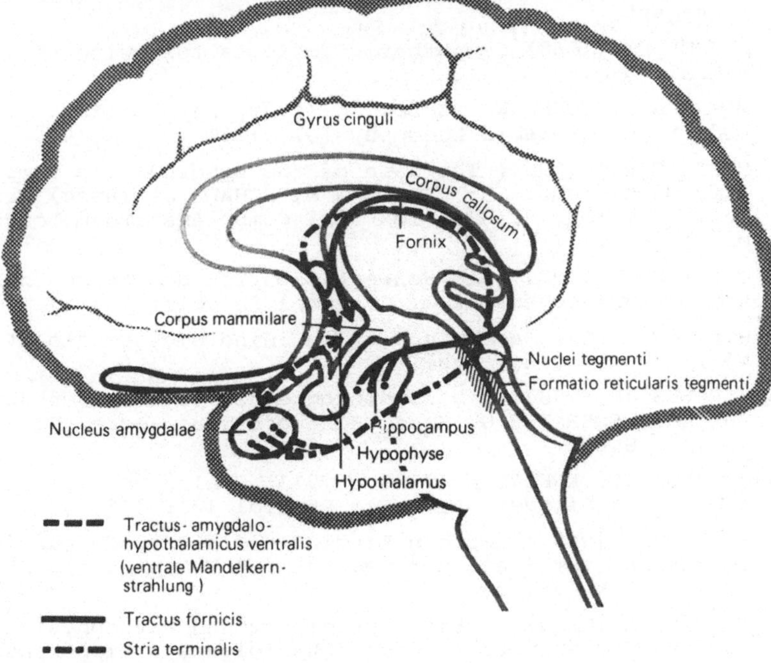

Abb. 6. Bahnprojektionen vom limbischen System auf den Hypothalamus

Schweiß vielleicht nicht ausreicht. Im übrigen kommt es bei Katzen
und anderen Raubtieren kurz vor Flucht- oder Kampfaktionen zum
Schweißausbruch in den Tatzen, damit eine bessere Haftfähigkeit sie
leistungsfähiger macht.

Unsere derzeitigen Vorstellungen über die Wege der zentralen sudorisekretorischen Efferenzen lassen somit *drei Bahnsysteme* konstatieren:

1. die thermoregulatorische hypothalamo-spinale Bahn, die ungekreuzt
   vom Hypothalamus absteigt.

2. Die vom limbischen System und dem Großhirn auf den Hypothalamus
   projizierenden Bahnen, die wahrscheinlich zur Gegenseite kreuzen.

3. Die unabhängig vom Hypothalamus von der Hirnrinde absteigenden,
   stets kreuzenden sympathischen bzw. sudorisekretorischen Bahnen.

Spätestens im Hirnstamm oder Rückenmark vereinigen sich alle drei
Bahnsysteme zu einem einheitlichen absteigenden Bündel, das zwischen
Pyramidenbahn und Vorderseitenstrang gelegen ist und in der Rücken-
marksseitensäule sein zweites Neuron erreicht und dann über den Grenzstrang und die peripheren sensiblen Nerven zu den Schweißdrüsen in
der Peripherie zieht.

Literatur

1 APPENZELLER O (1969) The vegetative nervous system. In: BRUYN ,
  VINKEN (eds) Handbook of Clinical Neurology. North Holland Publ
  Comp, Amsterdam, S 452

2 BRÜCK K (1976) Thermoregulation. In: STURM A, BIRKMAYER W (Hrsg)
  Klinische Pathologie des vegetativen Nervensystems, Bd 1. Fischer,
  Stuttgart

3 CARMEL PW (1968) Sympathetic deficits following thalamotomy. Arch
  Neurol 18:378

4 CLARK G, MAGOUN HW, RANSON SW (1939) Hypothalamic regulation of
  body temperature. J Neurophysiol 2: 60

5 EULER C von (1964) The gain of the hypothalamic temperature regula-
  ting mechanisms. In: BARGMANN W, SCHADE JP (Hrsg) Progress in brain
  research, Vol. 5. Elsevier Publ Comp, Amsterdam London New York,
  p 127

6 GUTTMANN L (1931) Die Schweißsekretion des Menschen in ihren Beziehungen zum Nervensystem. J Neurol Psychiat 135: 1

7 HESS WR (1949) Das Zwischenhirn. Syndrome, Lokalosationen, Funktionen. Schwabe u Co, Basel

8 KARPLUS JP (1937) Die Physiologie der vegetativen Zentren. In:
  BUMKE O, FOERSTER O (Hrsg) Handbuch Neurologie, Bd 2. Springer,
  Berlin, S 402

9 KARPLUS JP, KREIDL A (1909 - 1911) Gehirn und Sympaticus. 1, 2 u
  3 Mitteilg Pflügers Arch Ges Physiol 129: 138, 135: 401, 143: 109

10 LINDER F (1949) Über den Einfluß der Hirnrinde auf die Schweißsekretion (zur Frage der vegetativen Hemiplegie), Dtsch Ztschr
   Nervenheilk 158: 86

11 MONNIER M (Hrsg) (1963) Physiologie und Pathophysiologie des vegetativen Nervensystems, Bd 1 (Physiologie). Hippokrates, Stuttgart

12 SCHIFFTER R, SCHLIACK H (1974) Über ein charakteristisches neurologisches Syndrom bei Ischämien der Arteria-carotis-interna-/-cerebri media-Strombahn. Fortschr Neurol Psychiat 42: 555

13 SCHIFFTER R, POHL P (1972) Zum Verlauf der absteigenden zentralen Sympathicusbahn. Arch Psychiat Nervenkr 216: 397

14 SOUVID J (1940) L'influence de l'ecoree cerebrale sur la sudation. Sovet Psychonerv 16: 46-54

15 UMBACH W (1966) Elektrophysiologische und vegetative Phänomene bei stereotaktischen Hirnoperationen. Springer, Berlin Heidelberg New York

16 UMBACH W (1977) Vegetative Phänomene bei stereotaktischen Hirneingriffen. In: STURM A, BIRKMAYER W (Hrsg) Klin Path des vegetativen Nervensystems, Bd 2. Fischer, Stuttgart

Schlußbetrachtung

R. Schiffter

Abteilung für Neurologie, Neurochirurgische-Neurologische Klinik und Poliklinik, Klinikum Steglitz,
Freie Universität Berlin, Hindenburgdamm 30, D-1000 Berlin 45

STOCHDORPHs neuerliches Bemühen um die Ordnung und Zuordnung der Begriffe, Strukturen und Funktionen aus der Sicht des Neuroanatomen verdient es, vorangestellt und hervorgehoben zu werden. Klare und sauber definierte Begriffe sind die Voraussetzung klaren und überprüfbaren Denkens und Handelns. Kaum irgendwo in den medizinischen Disziplinen ist das Begriffsverständnis so nebulös und verwirrend wie im Bereich des sogenannten vegetativen Nervensystems und seiner Krankheiten. STOCHDORPHs Ordnungsvorschlag ist originell und sollte der weiteren Forschung zugrunde gelegt werden.

In einem kurzen Überblick über die Anatomie der rhombomesencephalen und prosencephalen vegetativen Strukturen und "Zentren" gibt HARTWIG Orientierungshilfen auf der Basis neuerer entwicklungsgeschichtlicher und anatomisch-experimenteller Forschung. Er betont vor allem auch die Amine- und Peptidhormone bildenden Neuronenverbände und die zirkumventrikulären autonomen "Organe", die in letzter Zeit besonderes wissenschaftliches Interesse gefunden haben.

Die Untersuchungsergebnisse von KNOCHE und KIENECKER an den Pressorezeptoren des Karotissinus betreffen zwar eine nach der konventionellen Einteilung als "peripher" angesehene autonome Region, die Funktion dieses Reglers ist jedoch so "zentral", daß auch dies, nicht zuletzt vor dem Hintergrund der STOCHDORPHschen Ausführungen, gut zu unserem Themenkomplex paßt. Die bemerkenswerten Degenerations- und Regenerationsvorgänge nach Sinusnervendurchtrennung, die dargestellt werden, könnten durchaus sehr bald auch klinisch relevant werden, z.B. als Ansatz für eine chirurgische Therapie des Karotis-Sinus-Syndroms.

Die Frage der Innervation der Hirngefäße ist nach einer längeren Zeit der Ablehnung und Stagnation wieder sehr aktuell geworden. Die neueren elektronenoptischen Befunde von CERVOS-NAVARRO und anderen belegen, daß es Gefäßnerven im Hirnparenchym bis hin zu den Arteriolen sowie in den leptomeningealen Gefäßen der Hirnoberfläche sehr wohl gibt und dieser Umstand wird zweifellos auch Bedeutung für das klinisch so wichtige und therapeutisch oft noch so unbefriedigende Problem der Hirndurchblutungsstörungen erlangen.

Auch die von LANGHORST et al. vorgestellten Ergebnisse von Versuchen an Hunden zur Frage der funktionellen Organisation eines gemeinsamen Hirnstammsystems für Kreislauf, Atmung und allgemeine Aktivitätssteigerung sind für den Kliniker außerordentlich interessant. Es gibt also keine isolierbaren "Zentren" für diese Funktionen im unteren Hirnstamm, sondern ein gemeinsames funktionelles Neuronensystem, das die Effektorsysteme Atmung, Herzaktion (EKG), Blutdruck, periphere sympathische Nervenfunktion und die allgemeine psychomotorische Aktivierung beeinflußt und selbst von peripheren und zentralen Afferenzen modifiziert und bestimmt wird. Je nach aktueller globaler Erfordernis funktioniert dieses Hirnstammsystem einmal als

Generator des Sympathikotonus, einmal als die allgemeine Aktivität
steuerndes System und ein anderes Mal mehr als Atemtonus generierendes System. Man wird dabei an das Heß'sche Konzept der Hypothalamus-
funktion erinnert. Klinisch wichtig scheinen mir diese Ergebnisse für
unser Verständnis der vielfältigen Symptomatik von Hirnstammerkrankun-
gen, insbesondere der Durchblutungsstörungen und ischämischen Insulte
im Versorgungsgebiet der Arteria basilaris oder auch der alkoholischen
Wernicke-Enzephalopathie. Beide Krankheitsbilder gehen nicht selten
mit komplexen Störungen von Atmung und Kreislaufregulation sowie Störungen der Wachheit und des Verhaltens einher.

Der Mandelkern des limbischen Systems hat eine zentrale Rolle bei der
Regelung des psychomotorischen Verhaltens, der Aufmerksamkeit und der
Orientierung sowie den dazu korrelierten Änderungen von Herzfrequenz,
Kreislaufverhalten, Sympathikotonus der Haut usw. STOCK und SCHLÖR
haben in Katzenversuchen mittels Elektroden in Mandelkernarealen,
dem Hypothalamus und dem Locus coeruleus vornehmlich Kreislaufreaktionen und globale Verhaltensschablonen untersucht. Sie fanden im
Mandelkern zwei Reaktionsmuster in zwei verschiedenen Kernanteilen:
Reizung im zentralen Teil des Kernes bewirkte allgemeine Vasokonstriktion und Drohgebärde, Reizung im basalen Teil des Kerns löste Vasodilatation und Abwehrverhalten aus. Da sie auch im Hypothalamus und
im Locus coeruleus ähnliche Reaktionsmuster auslösen konnten, schlos-
sen sie auf eine hierarchische "longitudinale Organisation" dieser
komplexen Funktionen. Dieser Schluß läßt an die alte Jacksonsche Stu-
fenlehre der Hirnorganisation denken und ist auch für unser Grund-
verständnis über den Aufbau der zentral-vegetativen Strukturen interessant. Parallelen zu Befunden am Menschen werden angedeutet. Die Ergebnisse scheinen mir besonders interessant für die Ursachenforschung
der essentiellen Hypertonie, bei der ja Verhaltensstörungen und affek-
tiv-emotionale Aspekte offensichtlich eine wesentliche Rolle spielen.
Überhaupt sollten sich die Psychosomatiker mehr mit der hier anklin-
genden "Somatik der Psychosomatik" befassen, um ihr oft von der rei-
nen Psychoanalyse eingeengtes Blickfeld zu komplettieren.

Auch das nachfolgende Referat beschäftigt sich mit der zentralen Kreislaufregulation und den komplexen sie begleitenden zentralen Mechanismen. UNGER, SPECK und GANTEN beschreiben, daß neben dem bekannten peripheren Renin-Angiotensin-System auch ein zerebrales "RAS" vorliegen
muß. Im Hypothalamus, der Eminentia medialis, dem Mandelkern, im Hirnstamm und Rückenmark findet sich dort synthetisiertes Angiotensin.
Angiotensin II führt in der Medulla oblongata und im Hirnventrikel-
system über eine sympathikotone Vasokonstriktion zur Blutdrucksteigerung. Außerdem steigert es den Durst und macht vergeßlich. Peripheres
und zentrales "RAS" sind offenbar zwei eigenständige Systeme, die sich
über einen negativen feet back beeinflussen. Das zentrale "RAS", das
vielleicht nur in pathologischen Zuständen wirksam wird, verhält sich
wie ein neurohumorales System, das außer dem Blutdruck auch den Elek-
trolyt- und Wasserhaushalt sowie den allgemeinen Sympathikotonus beeinflußt. Auch diese pharmakologisch-physiologischen Befunde sind klinisch-praktisch bemerkenswert, etwa bei zukünftigen Überlegungen zur
Pharmakotherapie des Hypertonus.

Nach LAMPRECHTS Befunden scheint auch der sogenannte DOCA-Salz-Hochdruck über Wirkungen auf katecholaminerge Systeme im Hypothalamus,
Neostriatum oder auch Septum zustande zu kommen. Ein weiterer Hinweis
auf die Rolle "zentral-vegetativer" Strukturen auf die Entstehung von
Bluthochdruck.

REINHARD et al. fanden bei Hundeexperimenten Anhaltspunkte dafür,
daß neben den "volumensensitiven" Rezeptoren in der Lungenstrom-

bahn auch zentral-nervöse Mechanismen bei der offensichtlich ge-
regelten Natrium-Homöstase eine Rolle spielen. Dies kann in Zukunft für die Elektrolyt- und Kreislaufforschung Bedeutung erlangen.

Die letzten drei Aufsätze stammen von Klinikern. Zunächst gibt der
Neurologe APPENZELLER eine Übersicht über biochemische Aspekte zentral-
nervöser bzw. -vegetativer Erkrankungen. Er weist vor allem auf die
zentrale Rolle des zyklischen AMP hin, sowohl bei Stimulation sympathischer Ganglien und Zentren als auch im Zusammenhang mit der Applikation von Dopamin. Ob sich aus solchen Feststellungen und Überlegungen Ansätze zur Pharmakotherapie zentral-vegetativer und extrapyra-
midaler Erkrankungen ergeben, wird von der weiteren Forschung abhängen.

KUBICKI und FREUND haben in einer klinischen Untersuchungsserie bei
Kranken im Schlafmittel-Koma EEG-Ganznachtableitungen durchgeführt.
Dabei konnten sie nachweisen, daß sich im "einfachen Koma" phasenhaft
polymorphe EEG-Aktivitäten finden, die deskriptiv wie das Muster eines
synchronisierten Tiefschlafs der Stadien III und IV zu deuten sind und
sich deutlich von der am Tage typischen sinusoidalen 2/sec-Grundakti-
vität unterscheiden. Wenn in den "Schlafphasen" Weckreize gesetzt wurden, ließ sich das Muster der Tagesaktivität herstellen. Die so beschriebenen "Schlafphasen" lassen sich im schweren Koma mit Zusammenbruch von Atmung und Kreislauf nie nachweisen. Ein "einfach Komatöser"
kann also noch schlafen, ein Umstand, der für Interpretation und Prog-
nosestellung von Schlafmittel-Komata sehr wichtig sein kann.

Abschließend gibt SCHFFTER einen Überblick über die zentral-nervöse
Steuerung der Schweißsekretion. Es werden die verschiedenen Arten und
Auslöseweisen des Schwitzens dargestellt und dann drei vom Gehirn ab-
steigende Bahnsysteme konstatiert:

1. Eine ungekreuzt vom Hypothalamus absteigende sympathische Bahn
   (Thermoregulation?),

2. eine vom limbischen System ausgehende Bahn, die zur Gegenseite
   kreuzt und vielleicht für das psychosomatische Schwitzen verantwortlich ist und

3. kortikal induziertes Schwitzen, das ebenfalls über kreuzende Bahnen wirksam wird.

Außerdem wird ein neues Schlaganfallsyndrom vorgestellt, das aus gekreuzten Großhirnsymptomen (Hemiparese oder Hemianopsie) und ungekreuz-
ten sympathischen Defizitsymptomen (Hemihypohidrose, ipsilaterales
zentrales Horner-Syndrom) besteht und klinisch-praktisch insofern Bedeutung hat, als es die Präzision der rein klinischen Lokalisations-
diagnostik verbessert.

Dieses "zentral-vegetative Mosaik" kann und soll nur einen kleinen Ein-
blick gewähren in die Fülle der Aspekte, die unsere Themenstellung beinhaltet. Es soll anregen, dieses vor allem von Klinikern viel zu wenig
beachtete Gebiet interessierter und differenzierter in den klinischen
Alltag zu integrieren und bei den diagnostischen und therapeutischen
Aktivitäten zu berücksichtigen. Deshalb und wegen der zum Teil recht
spezialisierten Materie wurden die oben dargestellten kleinen "Summerys"
in dieser Schlußbetrachtung nachgestellt.

Der verwaschene Begriff der "vegetativen Dystonie", der noch immer so
gern benutzt wird, sollte verschwinden zugunsten abgrenzbarer zentral-
vegetativer Syndrome und definierter Störungen zentraler vegetativer
Regelsysteme. Auch die vegetative Begleitsymptomatik der vielen zerebralen Erkrankungen sollte jeweils identifiziert und präziser gedeutet
und zugeordnet werden. Die mögliche neurogene Veursachung internisti-

scher Erkrankungen (Hypertonus, Störungen von Herz-, Atem- und Schlaf-
rhythmus, der Vasomotorik, des Elektrolythaushalts, der Schweißsekretion usw.) muß öfter als allgemein üblich bedacht und bei der Deutung
und deren Konsequenzen berücksichtigt werden. Schließlich sollten sich
die überwiegend dem psychoanalytischen Denken verhafteten Ärzte für
Psychosomatik auch dem somatischen Korrelat ihres Faches, also dem
Gehirn, zuwenden, um nicht in einen einbeinigen labilen Schwebezustand
zu geraten. Wenn unsere kleine Auslese diese Ziele erreichen sollte,
wäre die Aufgabe dieses Bändchens erfüllt.

Neurovegetative Transmission Mechanisms

Proceedings of the International Neuro-vegetative Symposium, Tihany, June, 19–24, 1972. Editors: B. Csillik, J. Ariens Kappers

1974. 138 figures. VIII, 332 pages
(Journal of Neural Transmission, Supplement 11)
Cloth DM 155,–; approx. US $ 86.80
Reduced price for subscribers to "Journal of Neural Transmission"
Cloth DM 139,50; approx. US $ 78.20
ISBN 3-211-81173-7

V. Chan-Palay

Cerebellar Dentate Nucleus

Organization, Cytology and Transmitters

1977. 293 figures, including 79 plates, some in color. XXI, 548 pages
Cloth DM 248,–; approx. US $ 138.90
ISBN 3-540-07958-0

Cerebral Circulation and Metabolism

Sixth International CBF Symposium, June 6–9, 1973. Editors: T. W. Langfitt, L. C. McHenry, Jr., M. Reivich, H. Wollman

1975. 180 figures, 100 tables.
XXVIII, 566 pages
Cloth DM 212,–; approx. US $ 118.80
ISBN 3-540-06645-4
Distribution rights for Japan:
Nankodo Co. Ltd., Tokyo

Neurosecretion and Neuroendocrine Activity. Evolution, Structure and Function

Proceedings of the VIIth International Symposium on Neurosecretion, Leningrad, August 15–21, 1976. Editors: W. Bargmann, A. Oksche, A. Polenov, B. Scharrer

1978. 168 figures, 11 tables.
XVI, 411 pages
Cloth DM 98,–; approx. US $ 54.90
ISBN 3-540-08637-4

The Pineal Gland

Proceedings of the International Symposium, Jerusalem, November 14–17, 1977. Editors: I. Nir, R. J. Reiter, R. J. Wurtman
1978. 79 figures, 39 tables. VIII, 408 pages
(Journal of Neural Transmission, Supplement 13)

Cloth DM 198,–; approx. US $ 110.90
Reduced price for subcribers to "Journal of Neural Transmission"
Cloth DM 178,–; approx. US $ 99.70
ISBN 3-211-81489-2

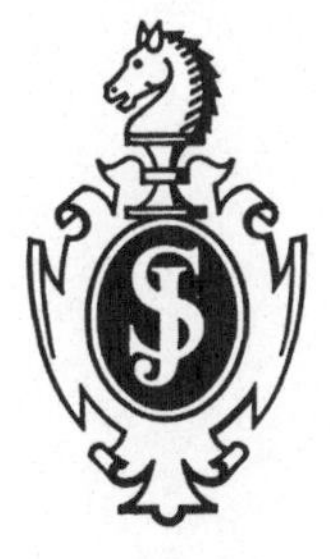

Springer-Verlag
Berlin
Heidelberg
New York